U0110665

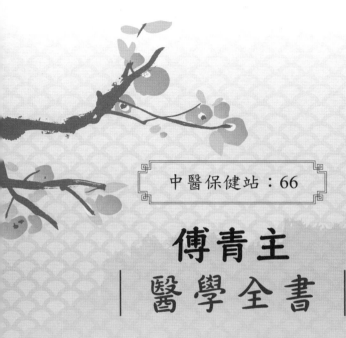

中醫保健站：66

傅青主
醫學全書

張存悌　主編

大展出版社有限公司

原　著　傅　山

主　編　張存悌

編校者　張存悌　于永敏　王　穎　張　宏

　　　　李寶岩　劉立克　劉美思　林　玉

　　　　蘇曉文　劉　實　楊洪雲　齊　輝

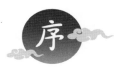

執成方而治病，古今之大患也。昔人云：「用古方治今病，如拆舊屋蓋新房，不經大匠之手經營，如何得宜？」誠哉是言！

昔張仲景先生作《傷寒論》立一百一十三方，言後世必有執其方以誤人者，甚矣！成方之不可執也，然則今之女科一書，何為而刻乎？此書為傅青主徵君手著，其居心與仲景同而立方與仲景異，何言之？

仲景《傷寒論》雜症也，有五運六氣之殊，有中表傳裡之異，或太陽或太陰不一，其秉或內傷外感不一，其原或陽極似陰陰極似陽不一，其狀非精心辨證、因病制方，斷不能易危就安，應手即癒。

此書則不然，其方專為女科而設，其症則為婦女所同，帶下、血崩、調經、種子以及胎前產後，人雖有虛實寒熱之分，而方則極平易精詳之至，故用之當時而後傳之後世而無不效，非若傷寒雜病，必待臨證詳審化裁通變，始無詒誤也。

嘗慨後世方書汗牛充棟，然或偏攻偏補專於一家，主熱主寒堅執謬論，炫一己之才華，失古人之精奧，仲景而後，求其貫徹靈、素，能收十全之效者，不數數覯。讀徵此書，談症不落古人窠臼，製方不失古人準繩；用藥純和，無一峻品；辨證詳明，一目了然；病重者十劑奏功，病淺者數服立癒。較仲景之《傷寒論》，方雖不同，而濟

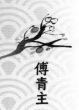

世之功則一也。

　此書晉省抄本甚多，然多秘而不傳，間有減去藥味，錯亂分量者，彼此參證，多不相符，茲不揣冒昧，詳校而重刊之。竊願家置一編，遇症翻撿，照方煎服，必立起沉痾，並登壽域，或亦濟人利世之一端也夫！

　　　　道光十一年新正上元同里後學祁爾誠　謹序

序

世傳先生字不如詩，詩不如畫，畫不如醫，醫不如人。先生之高遠，固不可以區區之醫見也。而先生有所著《性史》、《十三經字區》、《周易偶釋》、《周禮音辨條》、《春秋人名、地名韻》、《兩漢人名韻》等書，不概見於世，雖欲言先生之高，莫之由也。今讀先生之傳，想先生之為人，豈非所謂天子不得臣，諸侯不得友者歟？

先生有《女科》傳於世，平嘗遵治家人婦女，無一不效。嘗語人曰：「先生《女科》，神乎神矣。惜未有《男科》傳焉。」或謂：「子不聞諺乎？能治十男子，不治一婦人，女科難，男科易，故有傳有不傳耳。」似也，而心疑之。

癸亥（同治二年、公元1863年）秋，有邦定羅公，持先生《男科》、《小兒科》以相示，平見而奇之，究其所從來。羅曰：「道光初年，余家刻印先生《女科》，是時平定州孫毓芝先生，為余家西席，由平定州攜至舍下，余錄之，藏笥已四十餘年矣。今有鄉人生產，胞衣不下，求方於余。余搜《女科》而得此，因子好《女科》，而特為相示。」平受而讀之，欲付手民而窘於貲。

冬十月，有寶翰羅公、正南王公、書銘安公、敦友羅公，亦善此書，於是各捐板資於親友，以共成其事。願仁人君子，勿視此為易易。

先生此書，只言病之形，不論病之脈，明白顯易，使

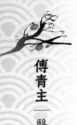
人一刻而即知其病是寒是熱，屬實屬虛，真深入而顯出，似易而實難也，非深精脈理，不能為此。先生蓋精於岐黃而通以儒義，不囿於叔和、丹溪之言而獨有所見，探古人未探之本，傳古人未傳之妙，實大有益於人世，能救死於呼吸之間也。平本才疏，不足為先生序，而梓人索序，孔極待觀者，又欲速成其書，為述其稿之所由來，版之所由成，以待能文之士，棄此而重為之序，是則此書之深幸耳。

　　　　　同治二年十二月康衛王道平　識

明生員傅山先生傳

提督學政秘曾筠撰

　　傅先生名山，字青主，一字公佗。陽曲人，祖霖，官山東遼海參議。父之謨，明經授徒，號離垢先生。山生而穎異，讀書十行並下，過目輒能成誦。年十四，督學文太青拔入庠。繼文者，袁臨侯先生繼咸也。一見深器之，准食餼。檄取讀書「三立書院」，時時以道學相期許。山益發憤下帷。袁每云：「山，文誠佳，恨未脫山林氣耳。」

　　崇禎丙子，繼咸為直指張孫振誣詆下獄，山徒步走千里外，伏闕訟冤。孫震怒，大索山，山敝衣襤褸，轉徙自匿，百折不回，繼咸冤得白。當是時，山義聲聞天下。後繼咸官南方，數召山，山終不往。

　　國朝定鼎，自九江執繼咸北上，山乃潛入都，密候繼咸起居。繼咸見殺，山收其遺藁而歸。山性至孝，父之謨病篤，朝夕稽顙於神，願以身代。旬日父癒，人謂孝通神明。不異黔婁云：執親喪，哀毀特甚，苫塊米飲，不茹蔬果。友愛諸季，先人遺產，弟蕩費強半，終身無怨色。弟歿，撫遺孤過於己子。失偶時年二十七，子眉甫五齡，旁無妾媵，誓不復娶。於里黨姻戚，竭力賙其緩急，為人分別有讓，恭儉下人。與人言：依於忠孝，謀事要於誠實。蓋其敦厚彝倫，根本自然非有強也。自李自成犯京師，明莊烈皇帝殉國，山遂絕意進取，棄青衿為黃冠，號石道

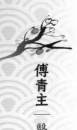

人。襏衣草履，時遨遊於平定、祁汾間，所至有墨痕筆跡。工詩賦，善古文詞，臨池得二王神理，該博古今典籍，百家諸子，靡晃淹貫。大叩大鳴，小叩小鳴，復自托繪事寫意，曲盡其妙。精岐黃術，邃於脈理，而時通以儒義，不拘拘於叔和、丹溪之言。踵門求醫者戶常滿，貴賤一視之。家故饒，至是漸益窶，安貧樂道泊如也。屋舍田園，多為細人竊據，概置不問。

康熙戊午，詔舉博學宏詞，廷臣交章薦山，山堅以老病辭。當事者立迫就道，道稱股病不能行，肩輿舁入都，臥旅邸不赴試。滿漢王公九卿、賢士大夫，下逮馬醫夏畦、市井細民，莫不重山行義，就見者羅溢其門，子眉送迎常不及。山但敬榻上言：「衰老不可為禮。」諸貴人以此重山，弗之怪也。

明年三月，吏部驗病入告，奉旨，傅山文學素著，念其年邁，特授內閣中書，著地方官存問，遂得放歸。歸愈淡泊，自甘僻居遠村，不入城府。然欽其名者益眾，率紆道往見，冀得一面為榮。又六年卒，遠近會葬者，數千百人。山所著有《性史》、《十三經字區》、《周易偶釋》、《周禮音辨條》、《春秋人名韻、地名韻》、《兩漢人名韻》等書。

嵇禮齋曰：昔者嘗怪先生值堯舜之世，篤志高尚，懇辭徵辟，何其果也。及讀漢史，見周黨、王霸之為人，初不辱於新莽，建武復辟，連徵不起，乃知士各有志。先生蓋在道而隱者也，彼誠見夫有明末季，上下交徵利，卒滅亡於寇盜之手，固已心寄夫長林奉草矣，寧復以青紫為榮

耶？至若義白知己之冤，其賢於世之平居師友相親慕，臨難背負，不一引手救，漠然若不相識者，亦遠矣。古云：民生於三，事之如一，惟其所在則致死焉。先生真無愧哉！

贊曰：于惟先生，得聖之清，訟冤奔訃，蒙難不驚。辭榮卻聘，先民是程，功在名教，百世景行。

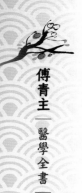

傅青主

醫學全書

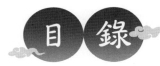

目錄

傳氏女科

女科⋯⋯⋯⋯⋯⋯⋯⋯ 27

女科上卷一⋯⋯⋯⋯⋯ 28

帶下⋯⋯⋯⋯⋯⋯⋯⋯ 28

　　白帶下一⋯⋯⋯⋯⋯ 28

　　青帶下二⋯⋯⋯⋯⋯ 29

　　黃帶下三⋯⋯⋯⋯⋯ 30

　　黑帶下四⋯⋯⋯⋯⋯ 31

　　赤帶下五⋯⋯⋯⋯⋯ 31

血崩⋯⋯⋯⋯⋯⋯⋯⋯ 33

　　血崩昏暗六⋯⋯⋯⋯ 33

　　年老血崩七⋯⋯⋯⋯ 34

　　少婦血崩八⋯⋯⋯⋯ 34

　　交感出血九⋯⋯⋯⋯ 35

　　鬱結血崩十⋯⋯⋯⋯ 36

　　閃跌血崩十一⋯⋯⋯ 37

　　血海太熱血崩十二

　　⋯⋯⋯⋯⋯⋯⋯⋯ 37

鬼胎⋯⋯⋯⋯⋯⋯⋯⋯ 39

　　婦人鬼胎十三⋯⋯⋯ 39

　　室女鬼胎十四⋯⋯⋯ 40

調經⋯⋯⋯⋯⋯⋯⋯⋯ 42

　　經水先期十五⋯⋯⋯ 42

　　經水後期十六⋯⋯⋯ 43

　　經水先後無定期

　　　十七⋯⋯⋯⋯⋯⋯ 44

　　經水數月一行

　　　十八⋯⋯⋯⋯⋯⋯ 44

　　年老經水復行

　　　十九⋯⋯⋯⋯⋯⋯ 45

　　經水忽來忽斷時疼

　　　時止二十⋯⋯⋯⋯ 46

　　經水未來腹先疼

　　　二十一⋯⋯⋯⋯⋯ 47

　　行經後少腹疼痛

　　　二十二⋯⋯⋯⋯⋯ 47

　　經前腹痛吐血

　　　二十三⋯⋯⋯⋯⋯ 48

　　經水將來臍下先疼痛

　　　二十四⋯⋯⋯⋯⋯ 49

　　經水過多二十五⋯ 49

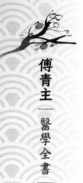

傅青主 醫學全書

經前洩水二十六·· 50
經前大便下血
　二十七·········· 51
年未老經水斷
　二十八·········· 52
種子·············· 54
　身瘦不孕二十九·· 54
　胸滿不思食不孕
　三十·········· 55
　下部冰冷不受孕
　三十一·········· 56
　胸滿少食不受孕
　三十二·········· 57
　少腹急迫不受孕
　三十三·········· 58
　嫉妒不孕三十四·· 59
　肥胖不孕三十五·· 59
　骨蒸夜熱不受孕
　三十六·········· 61
　腰痠腹脹不受孕
　三十七·········· 62
　便澀腹脹足浮腫不
　受孕三十八····· 62
女科下卷二········ 64
妊娠·············· 64

妊娠惡阻三十九·· 64
妊娠浮腫四十····· 65
妊娠少腹疼
　四十一·········· 66
妊娠口乾咽痛
　四十二·········· 67
妊娠吐瀉腹疼
　四十三·········· 67
妊娠子懸脅疼
　四十四·········· 68
妊娠跌損四十五·· 69
妊娠小便下血病名
　胎漏四十六······ 70
妊娠子鳴四十七·· 71
妊娠腰腹疼、渴、
　汗、躁、狂四
　十八·············· 71
妊娠中惡四十九·· 72
妊娠多怒墮胎五十 73
小產·············· 74
　行房不慎小產
　五十一·········· 74
　跌閃小產五十二·· 75
　大便乾結小產
　五十三·········· 75

14

畏寒腹痛小產

　　五十四 …………… 76

大怒小產五十五 ‥ 77

難產 ………………… 78

　　血虛難產五十六 ‥ 78

交骨不開難產

　　五十七 …………… 79

腳手先下難產

　　五十八 …………… 80

氣逆難產五十九 ‥ 81

子死產門難產

　　六十 ……………… 82

子死腹中難產

　　六十一 …………… 82

正產 ………………… 83

　　正產胞衣不下

　　六十二 …………… 83

正產氣虛血暈

　　六十三 …………… 85

正產血暈不語

　　六十四 …………… 86

正產敗血攻心暈狂

　　六十五 …………… 87

正產腸下六十六 ‥ 88

產後 ………………… 88

產後少腹疼六十七 88

產後氣喘六十八 ‥ 90

產後惡寒身顫

　　六十九 …………… 91

產後噁心嘔吐

　　七十 ……………… 91

產後血崩七十一 ‥ 92

產後手傷胞胎淋漓

　　不止七十二 ……… 93

產後四肢浮腫

　　七十三 …………… 94

產後肉線出

　　七十四 …………… 95

產後肝痿七十五 ‥ 96

產後氣血兩虛乳汁

　　不下七十六 ……… 96

產後鬱結乳汁不通

　　七十七 …………… 97

產後編上卷 ………… 99

產後總論 …………… 99

產前、後方症宜忌 …… 100

正產 ……………… 100

傷產 ……………… 100

調產 ……………… 101

催生 ……………… 101

目錄

15

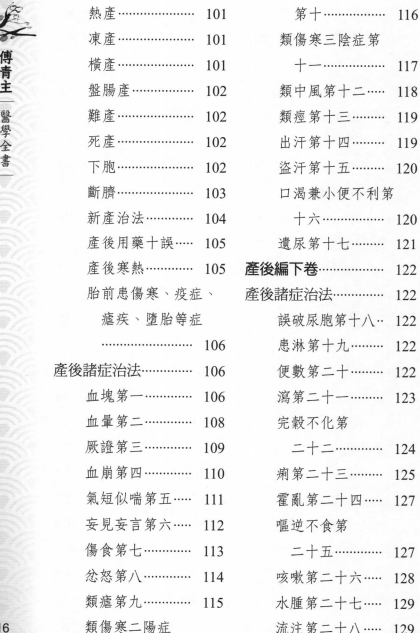

熱產 ················· 101
凍產 ················· 101
橫產 ················· 101
盤腸產 ············· 102
難產 ··············· 102
死產 ··············· 102
下胞 ··············· 102
斷臍 ··············· 103
新產治法 ··········· 104
產後用藥十誤 ···· 105
產後寒熱 ··········· 105
胎前患傷寒、疫症、
　瘧疾、墮胎等症
　·········· 106
產後諸症治法 ········ 106
血塊第一 ········· 106
血暈第二 ········· 108
厥證第三 ········· 109
血崩第四 ········· 110
氣短似喘第五 ···· 111
妄見妄言第六 ···· 112
傷食第七 ········· 113
忿怒第八 ········· 114
類瘧第九 ········· 115
類傷寒二陽症

第十 ··············· 116
類傷寒三陰症第
　十一 ············ 117
類中風第十二 ····· 118
類痙第十三 ········ 119
出汗第十四 ········ 119
盜汗第十五 ········ 120
口渴兼小便不利第
　十六 ············ 120
遺尿第十七 ········ 121
產後編下卷 ········ 122
產後諸症治法 ········ 122
誤破尿胞第十八 ·· 122
患淋第十九 ········ 122
便數第二十 ········ 122
瀉第二十一 ········ 123
完穀不化第
　二十二 ·········· 124
痢第二十三 ········ 125
霍亂第二十四 ····· 127
嘔逆不食第
　二十五 ·········· 127
咳嗽第二十六 ····· 128
水腫第二十七 ····· 129
流注第二十八 ····· 129

傅青主｜醫學全書｜

膨脹第二十九⋯⋯ 130

怔忡驚悸第三十⋯ 131

骨蒸第三十一⋯⋯ 132

心痛第三十二⋯⋯ 133

腹痛第三十三⋯⋯ 133

小腹痛第三十四· 134

虛勞第三十五⋯⋯ 134

遍身疼痛第三十六

⋯⋯⋯⋯⋯⋯ 134

腰痛第三十七⋯⋯ 134

脅痛第三十八⋯⋯ 135

陰痛第三十九⋯⋯ 135

惡露第四十⋯⋯⋯ 136

乳癰第四十一⋯⋯ 137

風甚第四十二⋯⋯ 138

不語第四十三⋯⋯ 138

補集⋯⋯⋯⋯⋯⋯⋯ 139

產後大便不通⋯⋯ 139

產後雞爪風⋯⋯⋯ 139

保產無憂散⋯⋯⋯ 139

浮腫⋯⋯⋯⋯⋯ 140

保產神效方⋯⋯⋯ 140

產後以補氣血為主

⋯⋯⋯⋯⋯⋯ 140

胎漏胎動⋯⋯⋯ 141

子懸⋯⋯⋯⋯⋯ 141

白帶⋯⋯⋯⋯⋯ 141

產婦氣喘腹痛⋯⋯ 141

產婦嘔吐下痢⋯⋯ 142

血崩⋯⋯⋯⋯⋯ 142

產後大喘大汗⋯⋯ 142

產後亡陽發狂⋯⋯ 142

產門證⋯⋯⋯⋯ 143

打死胎⋯⋯⋯⋯ 143

傅氏男科

男科卷一⋯⋯⋯⋯⋯⋯ 146

傷寒門⋯⋯⋯⋯⋯⋯ 146

初病說⋯⋯⋯⋯⋯ 146

傷風⋯⋯⋯⋯⋯ 146

傷寒⋯⋯⋯⋯⋯ 146

外感⋯⋯⋯⋯⋯ 146

傷食⋯⋯⋯⋯⋯ 147

瘧疾⋯⋯⋯⋯⋯ 147

傷暑⋯⋯⋯⋯⋯ 147

大滿⋯⋯⋯⋯⋯ 147

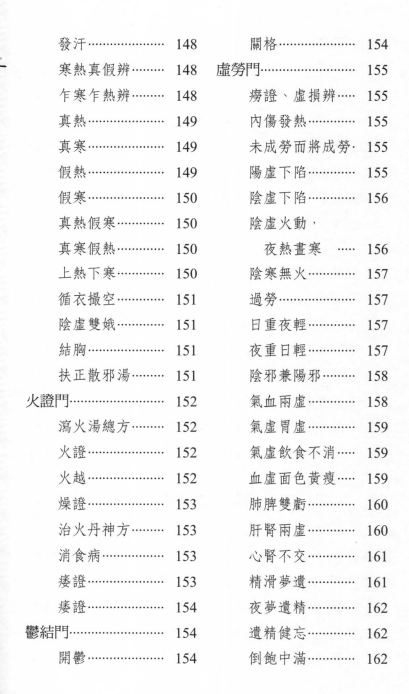

發汗⋯⋯⋯⋯⋯⋯ 148

寒熱真假辨⋯⋯⋯ 148

乍寒乍熱辨⋯⋯⋯ 148

真熱⋯⋯⋯⋯⋯⋯ 149

真寒⋯⋯⋯⋯⋯⋯ 149

假熱⋯⋯⋯⋯⋯⋯ 149

假寒⋯⋯⋯⋯⋯⋯ 150

真熱假寒⋯⋯⋯⋯ 150

真寒假熱⋯⋯⋯⋯ 150

上熱下寒⋯⋯⋯⋯ 150

循衣撮空⋯⋯⋯⋯ 151

陰虛雙蛾⋯⋯⋯⋯ 151

結胸⋯⋯⋯⋯⋯⋯ 151

扶正散邪湯⋯⋯⋯ 151

火證門⋯⋯⋯⋯⋯⋯ 152

瀉火湯總方⋯⋯⋯ 152

火證⋯⋯⋯⋯⋯⋯ 152

火越⋯⋯⋯⋯⋯⋯ 152

燥證⋯⋯⋯⋯⋯⋯ 153

治火丹神方⋯⋯⋯ 153

消食病⋯⋯⋯⋯⋯ 153

瘻證⋯⋯⋯⋯⋯⋯ 153

瘻證⋯⋯⋯⋯⋯⋯ 154

鬱結門⋯⋯⋯⋯⋯⋯ 154

開鬱⋯⋯⋯⋯⋯⋯ 154

關格⋯⋯⋯⋯⋯⋯ 154

虛勞門⋯⋯⋯⋯⋯⋯ 155

癆證、虛損辨⋯⋯ 155

內傷發熱⋯⋯⋯⋯ 155

未成勞而將成勞⋯ 155

陽虛下陷⋯⋯⋯⋯ 155

陰虛下陷⋯⋯⋯⋯ 156

陰虛火動，

夜熱晝寒 ⋯⋯ 156

陰寒無火⋯⋯⋯⋯ 157

過勞⋯⋯⋯⋯⋯⋯ 157

日重夜輕⋯⋯⋯⋯ 157

夜重日輕⋯⋯⋯⋯ 157

陰邪兼陽邪⋯⋯⋯ 158

氣血兩虛⋯⋯⋯⋯ 158

氣虛胃虛⋯⋯⋯⋯ 159

氣虛飲食不消⋯⋯ 159

血虛面色黃瘦⋯⋯ 159

肺脾雙虧⋯⋯⋯⋯ 160

肝腎兩虛⋯⋯⋯⋯ 160

心腎不交⋯⋯⋯⋯ 161

精滑夢遺⋯⋯⋯⋯ 161

夜夢遺精⋯⋯⋯⋯ 162

遺精健忘⋯⋯⋯⋯ 162

倒飽中滿⋯⋯⋯⋯ 162

久虛緩補‥‥‥‥‥ 163
補氣‥‥‥‥‥‥ 163
補血‥‥‥‥‥‥ 163
出汗‥‥‥‥‥‥ 164
癆證‥‥‥‥‥‥ 164

痰嗽門‥‥‥‥‥‥ 164
初病之痰‥‥‥‥‥ 164
已病之痰‥‥‥‥‥ 165
久病之痰‥‥‥‥‥ 165
滯痰‥‥‥‥‥‥ 166
濕痰‥‥‥‥‥‥ 166
水泛為痰‥‥‥‥‥ 167
中氣又中痰‥‥‥‥ 167
寒痰‥‥‥‥‥‥ 167
熱痰‥‥‥‥‥‥ 167
老痰‥‥‥‥‥‥ 168
頑痰‥‥‥‥‥‥ 168
濕嗽‥‥‥‥‥‥ 168
久嗽‥‥‥‥‥‥ 168
肺嗽兼補腎‥‥‥‥ 169

男科卷二‥‥‥‥‥ 170
喘證門‥‥‥‥‥‥ 170
氣治法‥‥‥‥‥‥ 170
氣喘‥‥‥‥‥‥ 170
實喘‥‥‥‥‥‥ 171

虛喘‥‥‥‥‥‥ 171
氣短似喘‥‥‥‥‥ 171
抬肩大喘‥‥‥‥‥ 172
腎寒氣喘‥‥‥‥‥ 172
腎火扶肝上衝‥‥‥ 172
假熱氣喘吐痰‥‥‥ 173
喘嗽‥‥‥‥‥‥ 173

吐血門‥‥‥‥‥‥ 174
陽證吐血‥‥‥‥‥ 174
大怒吐血‥‥‥‥‥ 174
吐血‥‥‥‥‥‥ 174
吐白血‥‥‥‥‥‥ 175
血不歸經‥‥‥‥‥ 175
三黑神奇飲‥‥‥‥ 176

嘔吐門‥‥‥‥‥‥ 176
脾胃證辨‥‥‥‥‥ 176
反胃大吐‥‥‥‥‥ 176
寒邪犯腎大吐‥‥‥ 177
嘔吐‥‥‥‥‥‥ 177
火吐‥‥‥‥‥‥ 177
寒吐‥‥‥‥‥‥ 178
胃吐‥‥‥‥‥‥ 178
反胃‥‥‥‥‥‥ 178
胃寒‥‥‥‥‥‥ 179
胃寒吐瀉，

心寒胃弱 ····· 179
臌證門 ···················· 179
　水臌 ················ 179
　氣臌 ················ 180
　蟲臌 ················ 180
　血臌 ················ 180
水證門 ················· 181
　水腫 ················ 181
　呃逆 ················ 181
　水結膀胱 ········ 181
濕證門 ················· 182
　黃證 ················ 182
　痹證 ················ 182
　傷濕 ················ 182
　腳氣 ················ 182
洩瀉門 ················· 183
　瀉甚 ················ 183
　水瀉 ················ 183
　火瀉 ················ 183
　水瀉 ················ 184
　洩瀉吞酸 ········· 184
痢疾門 ················· 184
　火邪內傷辨 ······· 184
　痢疾 ················ 185
　血痢 ················ 185

寒痢 ···················· 185
大小便門 ·············· 186
　大便不通 ········· 186
　實證大便不通 ···· 186
　虛證大便不通 ···· 186
　小便不通 ········· 187
　大小便不通 ······ 187
厥證門 ················· 187
　寒厥 ················ 187
　熱厥 ················ 187
　屍厥 ················ 188
　厥證 ················ 188
　氣虛猝倒 ········· 188
　陰虛摔倒 ········· 189
　陽虛猝倒 ········· 189
　腎虛猝倒 ········· 189
　大怒猝倒 ········· 190
　中風不語 ········· 190
　口眼喎斜 ········· 191
　半身不遂 ········· 191
　半身不遂口眼喎斜

　　···················· 192
　癲證 ················ 192
男科卷三 ··············· 193
癲狂門 ················· 193

傅青主｜醫學全書｜

癲狂⋯⋯⋯⋯⋯ 193

發狂見鬼⋯⋯⋯ 193

發狂不見鬼⋯⋯⋯ 193

狂證⋯⋯⋯⋯ 193

寒狂⋯⋯⋯⋯ 194

怔忡驚悸門⋯⋯⋯ 194

怔忡不寐⋯⋯⋯ 194

心驚不安，

夜臥不睡⋯⋯ 194

恐怕⋯⋯⋯⋯ 195

神氣不安⋯⋯⋯ 195

腰、腿、肩、臂、手、

足疼痛門⋯⋯⋯⋯ 196

滿身皆痛⋯⋯⋯ 196

腰痛⋯⋯⋯⋯ 196

腰腿筋骨痛⋯⋯⋯ 197

腰痛足亦痛⋯⋯⋯ 197

腿痛⋯⋯⋯⋯ 197

兩臂肩膊痛⋯⋯⋯ 197

手足痛⋯⋯⋯ 198

胸背、手足、頸項、

腰膝痛⋯⋯⋯ 198

背骨痛⋯⋯⋯ 198

腰痛兼頭痛⋯⋯⋯ 198

心腹痛門⋯⋯⋯⋯ 199

心痛辨⋯⋯⋯⋯ 199

寒痛⋯⋯⋯⋯ 199

熱痛⋯⋯⋯⋯ 199

久病心痛⋯⋯⋯ 199

久病心痛⋯⋯⋯ 200

腹痛⋯⋯⋯⋯ 200

冷氣心腹痛⋯⋯⋯ 200

胃氣痛⋯⋯⋯ 201

麻木門⋯⋯⋯⋯⋯ 201

手麻木⋯⋯⋯⋯ 201

手麻⋯⋯⋯⋯ 201

手足麻木⋯⋯⋯ 201

木⋯⋯⋯⋯⋯ 201

腿麻木⋯⋯⋯⋯ 202

兩手麻木，

睏倦嗜臥⋯⋯ 202

渾身麻木⋯⋯⋯ 202

麻木痛⋯⋯⋯⋯ 202

足弱⋯⋯⋯⋯ 202

筋縮⋯⋯⋯⋯ 203

脅痛門⋯⋯⋯⋯⋯ 203

兩脅有塊⋯⋯⋯ 203

左脅痛⋯⋯⋯⋯ 203

右脅痛⋯⋯⋯⋯ 204

左右俱痛⋯⋯⋯ 204

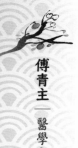

傳青主—醫學全書—

兩脅走注…………… 204
脅痛身熱…………… 204
脅痛…………………… 204
脅痛咳嗽…………… 204
濁淋門附腎病……… 205
二濁五淋辨………… 205
淋證………………… 205
濁證………………… 205
腎病門……………… 205
陽強不倒…………… 205
陽痿不舉…………… 206
尿血又便血………… 206
疝氣………………… 206
腎子痛……………… 206
偏墜………………… 207

雜方………………… 207
病在上而求諸下…… 207
病在下而求諸上…… 207
瘡毒………………… 208
頭面上瘡…………… 208
身上手足之瘡疽…… 208
統治諸瘡…………… 208
黃水瘡……………… 208
手汗………………… 208
飲砒毒……………… 209
補腎………………… 209
嚏噴法……………… 209
破傷風……………… 209
瘋狗咬傷…………… 209

傳氏外科

上卷………………… 212
背癰論……………… 212
肺癰論……………… 221
無名腫毒論………… 226
對口瘡論…………… 229
腦疽論……………… 231
囊癰論……………… 232

臂癰論……………… 235
乳癰論……………… 236
肚癰論……………… 241
惡疽論……………… 242
疔瘡論……………… 243
唇疔論……………… 244
鬢疽論……………… 245

下卷·······················246 　腳疽論··················258

　楊梅瘡論··············246 　痔漏論··················261

　腰疽論··················252 　大腸癰論··············264

　瘰癧論··················253 　小腸癰論··············268

　頑瘡論··················256

傳氏兒科

小兒科··················274 　疳證··················277

　色······················274 　口疳流水口爛

　脈······················274 　　神方··············278

　三關··················274 　疳症瀉痢眼障

　不食乳··············274 　　神效方··········278

　臍不乾··············274 　瘧疾··················278

　山根··················274 　便蟲··················278

　發熱··················275 　積蟲··················278

　感冒風寒··········276 　痘證回毒或疔腫

　驚風··················276 　　方··················278

　痢疾··················276 　痘瘡壞症已黑·····279

　洩瀉··················277 　急慢風三、六、九日

　寒瀉··················277 　　一切風··········279

　吐······················277 　治火神方··········279

　咳嗽··················277

傅氏雜方

傅青主——醫學全書

小兒雜方 …………… 282
　　小兒吐乳方 ……… 282
　　臍汁不乾方 ……… 282
　　小兒肚臍突出方‥ 282
胎毒方 ……………… 282
　　小兒洗胎毒方 …… 282
　　胎毒肥瘡方 ……… 283
口瘡方 ……………… 283
　　小兒紅白口瘡外治
　　方 ……………… 283
夜啼方 ……………… 283
　　小兒夜啼不止，
　　　狀如鬼祟方 …… 283
尿血方 ……………… 283
　　周歲小兒尿血方‥ 283
寒積食積方 ………… 284
　　治腹痛寒積食積方 284
　　陽證吐血方 ……… 284
　　缺喘方 …………… 284
　　貞元飲 …………… 285
　　久嗽方 …………… 285
　　腎水成痰引火
　　　下降方………… 285

勞病症 ……………… 285
血治法 ……………… 286
肺脾雙治湯 ……… 286
腎肝同補湯 ……… 287
心腎同源湯 ……… 287
氣血雙補方 ……… 288
扶正散邪方 ……… 288
內傷猝倒方 ……… 288
便血矣而又尿血方
　　…………………289
中氣矣而又中痰方
　　…………………289
瘧疾方用遇仙丹‥ 289
治痢疾腹不痛方‥ 289
風、寒、濕合病
　治方 …………… 290
腹痛方 …………… 290
大滿方 …………… 290
舒筋方 …………… 290
斂漢方 …………… 291
黃水瘡方 ………… 291
初飲砒毒方 ……… 291
大健脾丸方 ……… 292

24

瘡毒‥‥‥‥‥‥‥ 292

治頭面上瘡‥‥‥ 292

治身上手足之瘡疽

‥‥‥‥‥‥‥ 292

統治諸瘡‥‥‥‥ 292

治疥方‥‥‥‥‥ 292

產後治法‥‥‥‥ 293

橫生倒養‥‥‥‥ 293

治婦人下瘤‥‥‥ 293

又補錄定胎方‥‥ 293

滑胎煎‥‥‥‥‥ 294

大資生丸方‥‥‥ 294

健脾丸‥‥‥‥‥ 294

治脾泄方‥‥‥‥ 295

又治脾泄丸（散）

方‥‥‥‥‥‥ 295

治肝氣方‥‥‥‥ 295

大滋陰補水丸方‥ 295

神仙附益丸‥‥‥ 296

尿方‥‥‥‥‥‥ 296

木耳丸‥‥‥‥‥ 297

治乳疼方‥‥‥‥ 297

傷風腿疼方‥‥‥ 297

治腿上濕瘡方‥‥ 297

治心口痛方‥‥‥ 298

人馬平安散‥‥‥ 298

治夏日中暑氣紅白

痢疾方‥‥‥‥ 298

五子衍宗丸‥‥‥ 298

百子附歸丸‥‥‥ 299

洗眼仙方‥‥‥‥ 299

明目補腎方‥‥‥ 299

洗眼奇方‥‥‥‥ 299

吐血救急方‥‥‥ 300

一人少患血症，

用露漿方‥‥‥ 300

治腎虛腰痛方‥‥ 301

又記治食生冷

心脾痛方‥‥‥ 301

又沙隨嘗患淋‥‥ 301

治喉閉方‥‥‥‥ 301

急治時行瘟症方‥ 302

痰火神丸方‥‥‥ 302

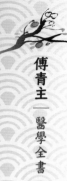

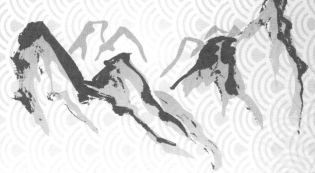

傅。氏。女。科。

女科上卷一

帶　下

白帶下　一

夫帶下俱是濕證，而以帶名者，因帶脈不能約束，而有此病，故以名之。蓋帶脈通於任、督，任、督病帶脈始病。帶脈者，所以約束胞胎之繫也。帶脈無力則難以提繫，必然胎胞不固，故曰：帶弱則胎易墜，帶傷則胎不牢。然而帶脈之傷，非獨跌閃挫氣已也，或行房而放縱，或飲酒而癲狂，雖無疼痛之苦，而有暗耗之害，則氣不能化經水，而反變為帶者，病矣。故病帶者惟尼憎、寡婦、出嫁之女多有之，而在室女則少也。況加以脾氣之虛，肝氣之鬱，濕氣之侵，熱氣之逼，安得不成帶下之病哉！

故婦人有終年累月下流白如涕如唾，不能禁止，甚則臭穢者，所謂白帶也。夫白帶乃濕盛而火衰，肝鬱而氣弱，則脾土受傷，濕土之氣下陷，是以脾精不守，不能化榮血以為經水，反變成白滑之物，由陰門直下，欲自禁而不可得也。治法宜大補脾胃之氣，稍佐以舒肝之品，使風木不閉塞於地中，則地氣自升騰於天上，脾氣健而濕氣消，自無白帶之患矣。方用**完帶湯**：

白朮（土炒）　山藥（炒）各一兩　人參二錢　白芍（酒炒）五錢　車前子（酒炒）　蒼朮（製）各三錢　陳皮　黑芥穗各五分　甘草一錢　柴胡六分

水煎服。二劑輕，四劑止，六劑則白帶痊癒。此乃脾、胃、肝三經同治之法，寓補於散之中，寄消於升之內。升提肝木之氣，則肝血不燥，何至於下剋脾土；補益脾土之元，則脾氣不濕，何難分消水氣。至於補脾而兼以補胃者，由裡以及表也。脾非胃氣之強，則脾之弱不能旺，是補胃正所以補脾耳。

青帶下　二

婦人有帶下而色青者，甚則綠於綠豆汁，稠黏不斷，其氣腥臭，所謂青帶也。夫青帶乃肝經之濕熱。肝屬木，木色屬青，帶下流如綠豆汁，明明是肝木之病矣。但肝木最喜水潤，濕亦水之積，似濕非肝木之所惡，何以竟成青帶之證？不知水為肝木之所喜，而濕實肝木之所惡，以濕為土之氣故也。以所惡者合之所喜必有違者矣。肝之性既違，則肝之氣必逆。氣欲上升，而濕欲下降，兩相牽掣，以停住於中焦之間，而走於帶脈，遂從陰器而出。其色青綠者，正以其乘肝木之氣化也。逆輕者，熱必輕而色青；逆重者，熱必重而色綠，似乎治青易而治綠難，然而均無所難也。解肝木之火，利膀胱之水，則青綠之帶病均去矣。方用**加減逍遙散**：

茯苓　白芍（酒炒）　甘草各五錢　柴胡一錢　茵陳三錢　陳皮一錢　梔子（炒），三錢

水煎服。二劑而色淡，四劑而青綠之帶絕，不必過劑矣。夫逍遙散之立法也，乃解肝鬱之藥耳，何以治青帶者斯其神與？蓋濕熱留於肝經，因肝氣之鬱也，鬱則必逆，逍遙散最能解肝之鬱與逆。鬱逆之氣既解，則濕熱難留，

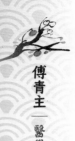
而又益之以茵陳之利濕，梔子之清熱，肝氣得清，而青綠之帶又何自來！此方之所以奇而效捷也。倘僅以利濕清熱治青帶，而置肝氣於不問，安有止帶之日哉！

黃帶下　三

婦人有帶下而色黃者，宛如黃茶濃汁，其氣腥穢，所謂黃帶是也。大黃帶乃任脈之濕熱也。任脈本不能容水，濕氣安得入而化為黃帶乎？不知帶脈橫生，通於任脈，任脈直上走於唇齒，唇齒之間原有不斷之泉，下貫於任脈以化精，使任脈無熱氣之繞，則口中之津液盡化為精，以入於腎矣。惟有熱邪存於下焦之間，則津液不能化精而反化濕也。夫濕者，土之氣，實水之侵；熱者，火之氣，實木之生。水色本黑，火色本紅，今濕與熱合，欲化紅而不能，欲返黑而不得，煎熬成汁，因變為黃色矣，此乃不從水火之化，而從濕化也。

所以世之人，有以黃帶為脾之濕熱，單去治脾而不得痊者，是不知真水、真火合成丹邪、元邪，繞於任脈、胞胎之間，而化此黃色也。單治脾何能痊乎？法宜補任脈之虛，而清腎火之炎，則庶幾矣。方用**易黃湯**：

　　山藥（炒）　　芡實（炒）各一兩　　黃柏（鹽水炒）二錢
車前子（酒炒）一錢　　白果（碎）十枚

水煎。連服四劑，無不痊癒。此不特治黃帶方也，凡有帶病者，均可治之，而治帶之黃者更奇也。蓋山藥、芡實專補任脈之虛，又能利水，加白果引入任脈之中，更為便捷，所以奏功之速也。至於用黃柏清腎中之火也，腎與任脈相通以相齊，解腎中之火，即解任脈之熱矣。

黑帶下　四

婦人有帶下而色黑者，甚則如黑豆汁，其氣亦腥，所謂黑帶也。夫黑帶者，乃火熱之極也。或疑火色本紅，何以成黑？謂為下寒之極或有之。殊不知火極似水，乃假象也。其症必腹中疼痛，小便時如刀刺，陰門必發腫，面色必發紅，日久必黃瘦，飲食必兼人，口中必熱渴，飲以涼水，少覺寬快。此胃火太旺，與命門、膀胱、三焦之火，合而熬煎，所以熬乾而變為炭色，斷是火熱之極之變，而非少有寒氣也。此等之症，不至發狂者，全賴腎水與肺金無病，其生生之氣，潤心濟胃以救之耳。

所以但成黑帶之症，是火結於下而不炎於上也。治法惟以瀉火為主，火熱退而濕白除矣。方用**利火湯**：

大黃三錢　白朮（土炒）五錢　茯苓二錢　車前子（酒炒）三錢　王不留行二錢　黃連三錢　梔子（炒）　知母各二錢　石膏（煅）五錢　劉寄奴三錢

水煎服。一劑小便疼止而通利，二劑黑帶變為白，三劑白亦少減，再三劑痊癒矣。或謂此方過於迅利，殊不知火盛之時，用不得依違之法，譬如救火之焚，而少為遲緩，則火熱延燃，不盡不止。今用黃連、石膏、梔子、知母一派寒涼之品，入於大黃之中，則迅速掃除。而又得王不留行與劉寄奴之利濕甚急，則濕與熱俱無停住之機。佐白朮以輔土，茯苓以滲濕，車前以利水，則火退水進，便成既濟濟之卦矣。

赤帶下　五

婦人有帶下而色紅者，似血非血，淋漓不斷，所謂赤

帶也。夫赤帶亦濕病，濕是土之氣，宜見黃白之色，今不見黃白而赤者，火熱故也。火色赤，故帶下亦赤耳。惟是帶脈繫於腰臍之間，近乎至陰之地，不宜有火，而今見火證，豈其路通於命門，而命門之火出而燒之耶？不知帶脈通於腎，而腎氣通於肝。婦人憂思傷脾，又加鬱怒傷肝，於是肝經之鬱火內熾，下剋脾土，脾土不能運化，致濕熱之氣蘊於帶脈之間；而肝不藏血，亦滲於帶脈之內，皆由脾氣受傷，運化無力，濕熱之氣，隨氣下陷，同血俱下，所以似血非血之形象，現於其色也。

其實血與濕不能兩分，世人以赤帶屬之心火誤矣。治法須清肝火而扶脾氣，則庶幾可癒。方用**清肝止淋湯：**

白芍（醋炒） 當歸（酒洗）各一兩 生地（酒炒）五錢 阿膠（白麵炒）粉丹皮各三錢 黃柏 牛膝各二錢 香附（酒炒）一錢 紅棗十枚 小黑豆一兩

水煎服。一帖少止，二帖又少止，四帖痊癒，十帖不再發。此方但主補肝之血，全不利脾之濕者，以赤帶之為病，火重而濕輕也。夫火之所以旺者，由於血之衰，補血即足以制火。且水與血合而成赤帶之證，竟不能辨其是濕非濕，則濕亦盡化而為血矣，所以治血則濕亦除，又何必利濕之多事哉！此方之妙，妙在純於治血，少加清火之味，故奏功獨奇。倘一利其濕，反引火下行，轉難遽效矣。或問曰：先生前言助其脾土之氣，今但補其肝木之血何也？不知用芍藥以平肝，則肝氣得舒，肝氣舒自不剋土，脾不受剋，則脾土自旺，是平肝正所以扶脾耳，又何必加人參、白朮之品，以致累事哉！

【新解】帶下包括白帶、青帶、黃帶、黑帶和赤帶。

白帶是由體內濕盛而火衰，肝鬱氣弱，導致脾傷、脾濕，治宜初脾胃之氣，應用完帶湯。

青帶是由於體內肝經濕熱所致，治宜解肝木之火，利膀胱之水，應用逍遙散加減。

黃帶是由於體內任脈濕熱，治宜補任脈之虛，清腎火之炎，應用易黃湯。

黑帶是由於體內火結於下，治宜瀉火，應用利火湯。

赤帶是由於體內肝、脾受傷，治宜清肝火，扶脾氣，應用清肝止淋湯。

血　　崩

血崩昏暗　六

婦人有一時血崩，兩目黑暗，昏暈在地，不省人事者，人莫不謂火盛動血也。然此火非實火，乃虛火耳。世人一見血崩，往往用止澀之品，雖亦能取效於一時，但不用補陰之藥，則虛火易於衝擊，恐隨止隨發，以致經年累月不能全癒者有之。是止崩之藥不可獨用，必須於補陰之中行止崩之法。方用**固本止崩湯**：

大熟地（九蒸）　白朮（土炒焦）各一兩　黃耆（生用）二錢　當歸（酒洗）五錢　人參三錢　黑薑二錢

水煎服。一劑崩止，十劑不再發。倘畏藥味之重而減半，則力薄而不能止。方妙在全不去止血而惟補血，又不止補血而更補氣，非惟補氣而更補火。蓋血崩而至於黑暗昏暈，則血已盡去，僅存一線之氣，以為護持，若不急補

其氣以生血，而先補其血而遺氣，則有形之血恐不能遽生，而無形之氣必且至盡散，此所以不先補血而先補氣也。然單補氣則血又不易生，單補血而不補火則血又必凝滯，而不能隨氣而速生。況黑薑引血歸經，是補中又有收斂之妙，所以同補氣補血之藥並用之耳。

年老血崩　七

婦人有年老血崩者，其症亦與前血崩昏暗者同，人以為老婦之虛耳，誰知是不慎房幃之故乎！夫婦人至五十歲之外，天癸匱乏，原宜閉關守寨，不宜出陣戰爭。苟或適興，不過草草了事，尚不至腎火大動。倘興酣浪戰，亦如少年之好合，鮮不血室大開，崩決而墜矣。方用**加減當歸補血湯**：

當歸（酒洗）　黃蓍各一兩　三七根末三錢　桑葉十四片

水煎服。二帖而少止，四帖不再發。然必須斷欲始除根，若再犯色慾，未有不重病者也。夫補血湯乃氣血兩補之神劑，三七根乃止血之聖藥，加入桑葉者，所以滋腎之陰，又有收斂之妙耳。但老婦陰精既虧，用此方以止其暫時之漏，實有奇功，而不可責其永遠之續者，以補精之味尚少也。服此四帖後，再增入：

白朮五錢　熟地一兩　山藥四錢　麥冬三錢　北五味一錢

服百帖，則崩漏之根可盡除矣。

少婦血崩　八

有少婦甫娠三月，即便血崩而胎亦隨墮，人以為挫閃受傷而致，誰知是行房不慎之過哉！夫少婦行房，亦事之

常耳，何便血崩？蓋因元氣衰弱，事難兩顧，一經行房洩精，則妊娠無所依養，遂致崩而且墮。凡婦人之氣衰，即不耐久戰，若貪歡久戰，則必洩精太甚，氣每不能攝夫血矣。況氣弱而又娠，再加以久戰，內外之氣皆動，而血又何能固哉？其崩而墮也亦無怪其然也。治法自當以補氣為主，而少佐以補血之品，斯為得之。方用**固氣湯**：

人參一兩　白朮（土炒）　大熟地（九蒸）各五錢　當歸（酒洗）三錢　白茯苓　山茱萸（蒸）各二錢　甘草　遠志（去心）各一錢　杜仲（炒黑）三錢　五味子（蒸）十粒

水煎服。一帖而血止，連服十帖全癒。此方固氣而兼補血，已去之血可以速生，將脫之血可以盡攝。凡氣虛而崩漏者，此方最可通治，非僅治小產之崩。其最妙者，不去止血，而止血之味含於補氣之中也。

交感出血　九

婦人有一交合則流血不止者，雖不至於血崩之甚，而終年累月不得癒，未免血氣兩傷，久則恐有血枯經閉之憂。此等之病，成於經水正來之時貪歡交合，精沖血管也。夫精沖血管，不過一時之傷，精出宜癒，何以久而流紅？不知血管最嬌嫩，斷不可以精傷。

凡婦人受孕，必於血管已淨之時，方保無虞。倘經水正旺，彼欲湧出而精射之，則欲出之血反退而縮入，既不能受精而成胎，勢必至集精而化血。交感之際，淫氣觸動其舊日之精，則兩相感召，舊精欲出而血亦隨之而出。治法須通其胞胎之氣，引舊日之集精外出，而益之以補氣補精之藥，則血管之傷可以補完矣。方用**引精止血湯**：

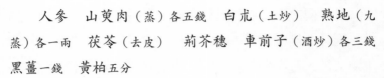

人參　山萸肉（蒸）各五錢　白朮（土炒）　熟地（九蒸）各一兩　茯苓（去皮）　荊芥穗　車前子（酒炒）各三錢　黑薑一錢　黃柏五分

水煎。連服四劑癒，十劑不再發。此方用參、朮以補氣，用地、萸以補精，精氣既旺，則血管流通，加入茯苓、車前子以利水與竅，水利則血管亦利；又加黃柏為引，直入血管之中，而引夙精出於血管之外；荊芥穗引敗血出於血管之內；黑薑以止血管之口。一方之中，實有調停曲折之妙，故能祛舊病而除沉痾。然必須慎房幃三月，破者始不至重傷，而補者始不至重損，否則不過取目前之效耳。其慎之哉！宜寡慾。

鬱結血崩　十

婦人有懷抱甚鬱，口乾舌渴，嘔吐吞酸，而血下崩者，人皆以火治之，時爾效，時爾不效，其故何也？是不識為肝氣之鬱結也。夫肝主藏血，氣結而血亦結，何以反至崩漏？蓋肝之性急，氣結則其急更甚，更急則血不能藏，故崩不免也。治法宜以開鬱為主，若徒開其鬱，而不知平肝，則肝氣大開，肝火更熾，而血亦不能止矣。方用**平肝開鬱止血湯：**

白芍（醋炒）　白朮（土炒）　當歸（酒洗）各一兩　柴胡一錢　三七根（研末）二錢　生地（酒炒）　丹皮各三錢　甘草　黑芥穗各二錢

水煎服。一帖嘔吐止，二帖乾渴除，四帖血崩癒。方中妙在白芍之平肝，柴胡之開鬱，白朮利腰臍，則血無積住之虞；荊芥通經絡，則血有歸還之樂；丹皮又清骨髓之

熱，生地復清臟腑之炎；當歸、三七於補血之中，以行止血之法；自然鬱結散而血崩止矣。

閃跌血崩　十一

婦人有升高墜落，或閃挫受傷，以致惡血下流，有如血崩之狀者，若以崩治，非徒無益，而又害之也。蓋此症之狀，必手按之而疼痛，久之則面色萎黃，形容枯槁，乃是瘀血作祟，並非血崩可比。倘不知解瘀而用補澀，則瘀血內攻，疼無止時，反致新血不得生，舊血無由化，死不能悟，豈不可傷哉！治法須行血以去瘀，活血以止疼，則血自止而癒矣。方用**逐瘀止血湯**：

生地（酒炒）一兩　大黃　赤芍　龜板（醋炙）各三錢　丹皮一錢　枳殼（炒）　當歸尾各五錢　桃仁（泡炒，研）十粒

水煎服。一劑疼輕，二劑疼止，三劑血亦全止，不必再服矣。此方之妙，妙於治血之中，佐以下滯之品，故逐瘀如掃，而止血如神。或疑跌閃升墜是由外而傷，雖不比內傷之重，而既已血崩，則內之所傷，亦不為輕，何以只治其瘀而不顧氣也？殊不知跌閃升墜，非由內傷以及外傷者可比。蓋本實不撥，去其標病可耳。故曰：急則治其標。

血海太熱血崩　十二

婦人有每行人道，經水即來，一如血崩，人以為胞胎有傷，觸之以動其血也，誰知是子宮血海因太熱而不固乎？夫子宮即在胞胎之下，而血海又在胞胎之上。血海者，衝脈也。衝脈太寒而血即虧，衝脈太熱而血即沸，血

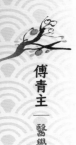

崩之為病，正衝脈之太熱也。然既由衝脈之熱，則應常崩而無有止時，何以行人道而始來，果與肝木無恙耶？夫脾健則能攝血，肝平則能藏血。人未入房之時，君相二火，寂然不動，雖衝脈獨熱，而血亦不至外馳。及有人道之感，則子宮大開，君相火動，以熱招熱，同氣相求，翕然齊動，以鼓其精房，血海氾濫，有不能止遏之勢，肝欲藏之而不能，脾欲攝之而不得，故經水隨交感而至，若有聲應之捷，是惟火之為病也。

治法必須滋陰降火，以清血海而和子宮，則終身之病，可半載而除矣。然必絕欲三月而後可。方用**清海丸**：

　　大熟地（九蒸）一斤　山茱萸（蒸）　　山藥　麥冬肉
地骨皮　丹皮　沙參　石斛各十兩　北五味（炒）　龍骨各
二兩　白朮（土炒）　白芍（酒炒）　乾桑葉　元參各一斤

　　上十四味，各為細末，合一處，煉蜜丸桐子大，早晚每服五錢，白滾水送下，半載全癒。此方補陰而無浮動之慮，縮血而無寒涼之苦，日計不足，月計有餘，潛移默奪，子宮清涼而血海自固。倘不揣其本而齊其末，徒以髮灰、白礬、黃連炭、五倍子等藥末，以外治其幽隱之處，由恐愈澀而愈流，終必至於敗亡也。可以不慎與！

　　【新解】血崩包括血崩昏暗、年老血崩、少婦血崩、交感血崩、鬱結血崩、閃跌血崩、血海太熱血崩。

　　血崩昏暗是指婦女突發的血崩，症狀為兩眼黑暗，昏暈倒地，不省人事。此為虛火，應在補陰的同時，行止崩之法，應用同固本止帶湯。

　　年老血崩是指女性 50 歲以後，由於處於絕經期、更

年期，此時陰精己虛，如果不注意補血補腎，則會山現血崩，應用當歸補血湯加減。

少婦血崩是指懷孕時，如果發生血崩，則會流產。所以，孕婦尤其要注意在懷孕初期，勿頻繁進行性生活。因懷孕之人元氣弱，如果洩精太嚴重，則會導致崩漏。應補氣補血，用固氣湯。

交感血崩是指由於月經期同房而導致流血不上，血氣兩傷，血枯經閉，應為現在的功能性子宮出血或閉經。應用引精止血湯，而且要禁房事3個月。

鬱結血崩是指由於體內肝氣鬱結而致的崩漏，肝氣鬱結則血不能藏，故致崩漏，治以開鬱為主，輔以平肝。應用平肝開鬱止血湯。

閃跌血崩是指由於跌仆閃挫受傷所致的崩漏，表現為按之疼痛，面色萎黃，形容枯槁，說明體內有瘀血。應該行血去瘀，活血止痛。應用逐瘀止血湯。

血海太熱血崩是指由於體內衝脈太熱所致，治宜滋陰降火，應用清海丸。

鬼　　胎

婦人鬼胎　十三

婦人有腹似懷妊，終年不產，甚至二三年不生者，此鬼胎也。其人必面色黃瘦，肌膚消削，腹大如斗。厥所由來，必素與鬼交，或入神廟而興雲雨之思，或遊山林而起交感之念，皆能召祟成胎。幸其人不至淫蕩，見祟而有驚慌，遇合而生愧惡，則鬼祟不能久戀，一交媾即遠去，然

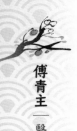

淫妖之氣，已結於腹，遂成鬼胎。其先尚未覺，迨後漸漸腹大，經水不行，內外相包，一如懷胎之狀，有似血臌之形，其實是鬼胎，而非臌也。治法必須以逐穢為主。

然人至懷胎數年不產，即非鬼胎，亦必氣血衰微。況此非真妊，則邪氣必旺，正不敵邪，其虛弱之狀，必有可掬，烏可純用迅利之藥，以祛蕩乎！必於補中逐之為也。方用**蕩鬼湯**：

人參　當歸　大黃各一兩　枳殼　厚朴各一錢　雷丸　川牛膝　紅花　丹皮各三錢　小桃仁三十粒

水煎服。一帖腹必大鳴，可瀉惡物半桶，再服一帖又瀉惡物而癒矣。斷不可復用三帖也。蓋雖補中用逐，未免迅利，多用恐傷損元氣。此方用雷丸以祛穢，又得大黃之掃除，且佐以厚朴、紅花、桃仁等味，皆善行善攻之品，何邪之尚能留腹中而不盡逐下也哉？尤妙在用參、歸以補氣血，則邪去而正不傷。若單用雷丸、大黃以迅下之，必有氣脫血崩之患矣。倘或知是鬼胎，如室女寡婦輩，邪氣雖盛，而真氣未漓，可用岐天師新傳**紅花霹靂散**：

紅藥半斤，大黃五兩，雷丸三兩，水煎服，亦能下胎。然未免太於迅利，過傷氣血，不若蕩鬼湯之有益無損為癒也。在人臨證時，斟酌而善用之耳。

室女鬼胎　十四

女子有在家未嫁，月經忽斷，腹大如妊，面色乍赤乍白，六脈乍大乍小，人以為血結經閉也，誰知是靈鬼憑身乎！夫人之身正則諸邪不敢侵，其身不正，則諸邪自來犯。或精神恍惚而夢裡求親，或眼目昏花而對面相狎，或

假托親屬而暗處貪歡，或明言仙人而靜地取樂。其始則驚詫為奇遇而不肯告人，其後則羞赧為淫褻而不敢告人。日久年深，腹大如斗，有如懷妊之狀。一身之精血僅足以供腹中之邪，則邪日旺而正日衰，勢必至經閉而血枯。後雖欲導其經而邪居其腹，則經亦難通；欲生其血而邪食其精，則血實難長。醫以為胎，而實非真胎；又以為瘕，而亦非瘕病。往往因循等待，非因羞憤而亡其生，即成勞瘵而終不起，至死不悟，不重可悲哉！

治法似宜補正以祛邪，然邪不先祛，補正亦無益也。必須先祛邪而後扶正，斯為得之。方用**蕩邪散**：

雷丸六錢　桃仁六十粒　當歸　丹皮各一兩　甘草四錢

水煎服。一劑必下惡物半桶。

再服**調正湯**治之：

白朮　蒼朮各五錢　茯苓三錢　陳皮一錢　薏苡仁五錢
貝母一錢

水煎。連服四劑，則脾胃之氣轉，而經水漸行矣。前方蕩邪，後方補正，實有次第。或疑身懷鬼胎，必大傷其血，所以經閉，今既墜其鬼胎矣，自當大補其血，乃不補血，而反補胃氣何故？

蓋鬼胎中人，其正氣大虛可知，氣虛則血心不能驟生，欲補血必先補氣，是補氣而血自然生也。用二朮以補胃陽，陽氣旺則陰氣難犯，尤善後之妙法也。倘重用補陰之品，則以陰招陰，吾恐鬼胎雖下而鬼氣未必不再侵，故必以補陽為上策，而血白隨氣而生也。

【新解】鬼胎包括婦人鬼胎、室女鬼胎，多為迷信的

說法。

鬼胎應為現代的瘰病，由於古代沒有超聲等先進的診斷儀器，有的婦女瘰感懷孕，則出現停經、腹部膨大，其實是瘰想的，並沒有懷孕。這種病在現今社會已經很少見，因為，有各種先進的檢查手段和設備，能診斷出是否早孕，所以，如果是瘰病，應及時去醫院，經過檢查、診斷，調理後即能正常。

調　經

經水先期　十五

婦人有先期經來者，其經甚多，人以為血熱之極也，誰知是腎中水火太旺乎！夫火太旺則血熱，水太旺則血多，此有餘之病，非不足之症也。似宜不藥有喜，但過於有餘，則子宮太熱，亦難受孕，更恐有爍於男精之慮。過者損之，謂非既濟之道乎！

然而火不可任其有餘而水斷不可使之不足。治之法但少清其熱，不必瀉其水也。方用**清經散**：

丹皮　白芍（酒炒）　大熟地（九蒸）各三錢　地骨皮五錢　青蒿二錢　白茯苓一錢　黃柏（鹽水浸炒）五分

水煎服。二帖而火自平。此方雖是清火之品，然仍是滋水之味，火瀉而水不與俱瀉，損而益也。

又有先期經來只一二點者，人以為血熱之極也，誰知腎中火旺而陰水虧乎！夫同是先期之來，何以分虛實之異？蓋婦人之經最難調，苟不分別細微，用藥鮮克有效。先期者火氣之沖，多寡者水氣之驗，故先期而來多者，火

熱而水有餘也；先期而來少者，火熱而水不足也。倘一見先期之來，俱以為有餘之熱，但瀉火而不補水，或水火兩瀉之，有不更增其病者乎！治之法不必瀉火，只專補水，水既足而火自消矣，亦既濟之道也。方用**兩地湯**：

　　大生地（酒炒）　　元參各一兩　　白芍（酒炒）　　麥冬肉各五錢　地骨皮　阿膠各三錢

　　水煎服。四劑而經調矣，此方之用地骨、生地，能清骨中之熱。骨中之熱，由於腎經之熱、清其骨髓，則腎氣自清，而又不損傷胃氣，此治之巧也。況所用諸藥，又純是補水之味，水盛而火自平，理也。此條與上條參觀，斷無誤治先期之病矣。

經水後期　十六

　　婦人有經水後期而來多者，人以為血虛之病也，誰知非血虛乎！蓋後期之多少，實有不同，不可執一而論。蓋後期而來少，血寒而不足；後期而來多，血寒而有餘。夫經本於腎，而其流五臟六腑之血皆歸之，故經來而諸經之血盡來附益，以經水行而門啟不遑迅闔，諸經之血乘其隙而皆出也，但血既出矣，則成不足。

　　治法宜於補中溫散之，不得曰後期者俱不足也。方用**溫經攝血湯**：

　　大熟地（九蒸）　　白芍（酒炒）各一兩　　川芎（酒洗）白朮（土炒）各五錢　　柴胡　肉桂（去粗皮，研）各五分　　續斷一錢　五味子三分

　　水煎服。三劑而經調矣。此方大補肝、腎、脾之精與血，加肉桂以袪其寒，柴胡以解其鬱，是補中有散，而散

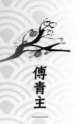

不耗氣；補中有瀉，而瀉不損陰，所以補之有益，而溫之收功。此調經之妙藥也，而攝血之仙丹也。凡經來後期者，俱可用。倘元氣不足加人參一二錢亦可。

經水先後無定期　十七

婦人有經來斷續，或前或後無定期，人以為氣血之虛也，誰知是肝氣之鬱結乎！夫經水出諸腎，而肝為腎之子，肝鬱則腎亦郁矣。腎鬱而氣必不宣，前後之或斷或續，正腎之或通或閉耳。或曰：肝氣鬱而腎氣不應，未必至於如此。殊不知子母關切，子病而母必有顧復之情，肝鬱而能不無繾綣之誼，肝氣之或開或閉，即腎氣之或去或留，相因而致，又何疑焉。

治法宜舒肝之鬱，即開腎之鬱也，肝腎之鬱既開，而經水自有一定之期矣。方用**定經湯**：

菟絲子（酒炒）　白芍（酒炒）　當歸（酒洗）各一兩
柴胡五分　大熟地（九蒸）　山藥（炒）各五錢　白茯苓三錢
芥穗（炒黑）二錢

水煎服。二帖而經水淨，四帖而經期定矣。此方舒肝腎之氣，非通經之藥也；補肝腎之精，非利水之品也。肝腎之氣舒而精通，肝腎之精旺而水利。不治之治，正妙於治也。

經水數月一行　十八

婦人有數月一行經者，每以為常，亦無或先或後之異。亦無或多或少之殊，人莫不以為異，而不知非異也。蓋無病之人，氣血兩不虧損耳。夫氣血既不虧損，何以數月而一行經也？婦人之中，亦有天生仙骨者，經水必一季

一行，蓋以季為數，而不以月為盈虛也。真氣內藏，則坎中之真陽不損，倘加以煉形之法，一年之內便易飛騰，無如世人不知，見經水不應月來，誤認為病，妄用藥餌，本無病而治之成病，是治反不如其不治也。

山聞異人之教，特為闡揚，使世人見此等行經，不必妄行治療，萬勿疑為氣血之不足而輕一試也。雖然天生仙骨之婦人，世固不少，而嗜欲損夭之人，亦復甚多，又不可不立一療救之方以輔之。方名**助仙丹**：

白茯苓　陳皮各五錢　白朮（土炒）　白芍（酒炒）山藥（炒）　菟絲子（酒炒）各三錢　杜仲（炒黑）　甘草各一錢

河水煎服。四劑而仍如其舊，不可再服也。此方平補之中，實有妙理。健脾益腎而不滯，解鬱清痰不瀉，不損天然之氣血，便是調經之大法，何得用他藥以冀通經哉！

年老經水復行　十九

婦人有年五十外，或六七十歲，忽然行經者，或下紫血塊，或如紅血淋。人可謂老婦行經，是還少之象，誰知是血崩之漸乎！夫婦人至七七之外，天癸已竭，又不服濟陰補陽之藥，如何能精滿化經，一如少婦。然經不宜行而行者，乃肝不藏，脾不統之故也，非精過瀉而動命門之火，即氣鬱甚而發龍雷之炎，二火交發，而血乃奔矣，有似行經而實非經也。此等之症，非大補肝脾之氣與血，而血安有驟止。方用**安老湯**：

人參　黃耆（生用）　大熟地（九蒸）各一兩　白朮（土炒）　當歸（酒洗）　山茱萸（蒸）各五錢　阿膠（蛤粉炒）

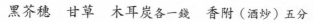

黑芥穗　甘草　木耳炭各一錢　香附（酒炒）五分

　　水煎服。一帖減，二帖減，四帖全減，十帖癒。此方補益肝脾之氣，氣足自能生血而攝血。尤妙大補腎水，水足而肝氣自舒，肝舒而脾自得養，肝藏之而脾統之，又安有洩漏者，又何慮其血崩哉！

經水忽來忽斷時疼時止　二十

　　婦人有經水忽來忽斷，時疼時止，寒熱往來者，人以為血之凝也，誰知是肝氣不舒乎！夫肝屬木而藏血，最惡風寒。婦人當行經之際，腠理大開，適逢風之吹、寒之襲，則肝氣為之閉塞，而經水之道路亦隨之而俱閉，由是腠理經絡，各皆不宜，而寒熱之作，由是而起。其氣行於陽分則生熱，其氣行於陰分則生寒，然此猶感之輕者也。倘外感之風寒更甚，則內應之熱氣益深，往往有熱入血室而變為如狂之症，一似遇鬼之狀者。若但往來寒熱，是風寒未甚，而熱未深耳。

　　治法宜補肝中之血，通其鬱而散其風，則病隨手而效，所謂治風先治血，血和風白滅，此其一也。方用**加味四物湯：**

　　大熟地（九蒸）一兩　白芍（酒炒）　當歸（酒洗）　白朮（土炒）各五錢　川芎（酒洗）　粉丹皮各三錢　元胡（酒炒）　甘草　柴胡各一錢

　　此方用四物以滋脾胃之陰血；用柴胡、白芍、丹皮以宣肝經之風邪；用甘草、白朮、元胡以利腰臍而和腹疼，入於表裡之間，通乎經絡之內，用之得宜，自奏功如響也。

經水未來腹先疼　二十一

婦人有經前腹疼數日，而後經水行者，其經來多是紫黑塊，人以為寒極而然也，誰知是熱極而火不化乎！夫肝屬木，其中有火，舒則通暢，鬱則不揚。經欲行而肝不應，則抑拂其氣而疼生。然經滿則不能內藏，而肝中之鬱火焚燒，內逼經出，則其火亦因之而怒洩。其紫黑者，水火兩戰之象也。其成塊者，火煎成形之狀也。經失其為經者，正鬱火內奪其權耳。

治法似宜大瀉肝中之火，然瀉肝之火，而不解肝之鬱，則熱之標可去，而熱之本未除也，其何能益？方用**宣鬱通經湯**：

白芍（酒炒）　當歸（酒洗）　丹皮各五錢　山梔子（炒）三錢　白芥子（炒研）二錢　柴胡　香附（酒炒）　川鬱金（醋炒）　黃芩（酒炒）　生甘草各一錢

水煎。連服四劑，下月斷不先腹疼而後行經矣。此方補肝之血，而解肝之鬱，利肝之氣，而降肝之火，所以奏功之速。

行經後少腹疼痛　二十二

婦人有腹疼於行經之後者，人以為氣血之虛也，誰知是腎氣之涸乎！夫經水者，乃天一之真水也，滿則溢而虛則閉，亦其常耳，何以虛能作疼哉？蓋腎水一虛則水不能生木，而肝木必剋脾土，木土相爭則氣必逆，故爾作疼。

治法必須以舒肝氣為主，而益之以補腎之味，則水足而肝氣益安，肝氣安而逆氣自順，又何疼痛之有哉！方用**調肝湯**：

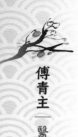

　　山藥（炒）五錢　阿膠（白麵炒）　當歸（酒洗）　白芍（酒炒）　山萸肉（蒸熟）各三錢　巴戟天（鹽水浸）　甘草各一錢

　　水煎服。此方平調肝氣，既能轉逆氣，又善止鬱疼。經後之症，以此方調理最佳。不特治經後腹疼之症也。

經前腹痛吐血　二十三

　　婦人有經未行之前一二日，忽然腹疼而吐血，人以為火熱之極也，誰知是肝氣之逆乎！夫肝之性最急，宜順而不宜逆，順利氣安，逆則氣動。血隨氣為行止，氣安則血安，氣動則血動，亦勿怪其然也。或謂經逆在腎不在肝，何以隨血妄行，竟至從口上出也，是肝不藏血之故乎？抑腎不納氣而然乎？殊不知少陰之火急如奔馬，得肝火直沖而上，其勢最捷，反經而為血，亦至便也，正不必肝不藏血，始成吐血之症。但此等吐血與各經之吐血有不同者，蓋各經之吐血，由內傷而成；經逆而吐血，乃內溢而激之使然也。其症有絕異，而其氣逆則一也。

　　治法似宜平肝以順氣，而不必益精以補腎矣。雖然經逆而吐血，雖不大損失血，而反覆顛倒，未免太傷腎氣，必須於補腎之中，用順氣之法，始為得當。方用**順經湯**：

　　當歸（酒洗）　大熟地（九蒸）　丹皮各五錢　白芍（酒炒）二錢　白茯苓　沙參　黑芥穗各三錢

　　水煎服。一劑而吐血止，二劑而經順，十劑不再發。此方於補腎調經之中，而用引血歸經之品，是和血之法，實寓順氣之法也。肝不逆而腎氣自順，腎氣既順，又何經逆之有哉！

經水將來臍下先疼痛　二十四

婦人有經水將來三五日前，而臍下作疼，狀如刀刺者，或寒熱交作，所下如黑豆汁，人莫不以為血熱之極，誰知是下焦寒濕相爭之故乎！夫寒濕乃邪氣也，婦人有衝任之脈，居於下焦，衝為血海，任主胞胎，為血室，均喜正氣相通，最惡邪氣相犯。經水由二經而外出，而寒濕滿二經而內亂，兩相爭而作疼痛，邪愈盛而正氣日衰。寒氣生濁，而下如豆汁之黑者，見北方寒水之象也。

治法利其濕而溫其寒，使衝任無邪氣之亂，臍下自無疼痛之疚矣。方用**溫臍化濕湯**：

白朮（土炒）一兩　白茯苓三錢　山藥（炒）五錢　扁豆（炒，搗）三錢　巴戟天（鹽水浸）五錢　白果（搗碎）十枚
建蓮子（不去心）三十枚

水煎服。然必須經未來前十日服之。四劑而邪氣去，經水調，兼可種子。此方君白朮，以利腰臍之氣；用巴戟天、白果以通任脈；扁豆、山藥、蓮子以衛衝脈，所以寒濕掃除而經水自調，可受妊矣。倘疑腹疼為熱疾，妄用寒涼，則衝任虛冷，血海變為冰海，血室反成冰室，無論難於生育，而疼痛之止又安有日哉！

經水過多　二十五

婦人有經水過多，行後復行，面色萎黃，身體倦怠，而睏乏愈甚者，人以為血熱有餘之故，誰知是血虛而不歸經乎！夫血旺始經多，血虛當經縮，今日血虛而反經多，是何言與？殊不知血歸於經，雖旺而經亦不多；血不歸經，雖衰而經亦不少。世之人見經水過多，渭是血之旺

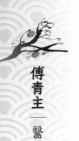

也，此治之所以多錯耳。倘經多果是血旺，自是健壯之體，須當一行即止，精力如常，何至一行後而再行，而睏乏無力耶！惟經多是血之虛，故再行而不勝其睏乏，血損精散，骨中髓空，所以不能色華於面也。

治法宜大補血而引之歸經，又安有行後復行之病哉。方用**加減四物湯**：

大熟地（九蒸）各一兩　白芍（灑炒）三錢　黑芥穗二錢　山茱萸（蒸）三錢　當歸（酒洗）　白朮（土炒）各五錢　川芎（酒洗）二錢　續斷　甘草各一錢

水煎服。四劑而血歸經矣。十劑之後，加人參三錢，再服十劑，下月行經，適可而止矣。大四物湯乃補血之神品，加白朮、荊芥，補中有利；加山茱萸、續斷，止中有行；加甘草以調和諸品，使之各得其宜，所以血足而歸經，歸經而血自淨矣。

經前洩水　二十六

婦人有經未來之前，瀉水三日，而後行經者，人以為血旺之故，誰知是脾氣之虛乎！夫脾統血，脾虛則不能攝血矣。且脾屬濕土，脾虛則土不實，土不實而濕更甚，所以經水將動，而脾先不固，脾經所統之血，欲流注於血誨，而濕氣乘之，所以先洩水而後行經也。

調經之法，不在先治其水，而在先治其血，抑不在先治其血，而在先補其氣。蓋氣旺而血自能生，抑氣旺而濕自能除，且氣旺而經自能調矣。方用**健固湯**：

人參　巴戟天（鹽水浸）各五錢　白茯苓　薏苡仁（炒）各三錢　白朮（土炒）一兩

水煎。連服十帖，經前不瀉水矣。此方補脾氣以固脾血，則血攝於氣之中。脾氣日盛，自能運化其濕，濕既化為烏有，自然經水調和，又何至經前瀉水哉！

經前大便下血　二十七

婦人有行經之前一日，大便先出血者，人以為血崩之證，誰知是經流於大腸乎！夫大腸與行經之路各有分別，何以能入乎其中？不知胞胎之繫，上通心而下通腎，心腎不交，則胞胎之血兩無所歸，而心、腎二經之氣不來照攝，聽其自便，所以血不走小腸而走大腸也。

治法若單止大腸之血，則愈止而愈多；若擊動三焦之氣，則更拂亂而不可止。蓋經水之妄行，原因心腎之不交，今不使水火之既濟，而徒治其胞胎，則胞胎之氣無所歸，而血安有歸經之日！故必大補其心與腎，使心腎之氣交，而胞之氣自不散，則大腸之血自不妄行，而經自順矣。方用**順經兩安湯**：

當歸（酒洗）　白芍（酒炒）　大熟地（九蒸）　白朮（土炒）　麥冬（去心）各五錢　山茰肉（蒸）　黑芥穗各二錢　升麻四分　人參二錢　巴戟肉（鹽水浸）一錢

水煎服。二帖大腸血止，而經從前陰出矣。三帖經止而兼可受妊矣。此方乃大補心、肝、腎三經之藥，全不去顧胞胎，而胞胎有所歸者，以心腎之氣交也。蓋心腎虛則其氣兩分，心腎足則其氣兩合，心與腎不離，而胞胎之氣聽命於二經之攝，又安有妄動之形哉！然則心腎不交，補心腎可也，又何兼補夫肝木耶？不知肝乃腎之子，心之母也，補肝則肝氣往來於心腎之間，自然上引心而下入於

腎，下引腎而上入於心，不啻介紹之助也。此使心腎相交之一大法門，不特調經而然也，學者其深思諸。

年未老經水斷　二十八

經云：女子七七而天癸絕。有年未至七七而經水先斷者，人以為血枯經閉也，誰知是心、肝、脾之氣鬱乎！使其血枯，安能久延於人世。醫見其經水不行，妄謂之血枯耳。其實非血之枯，乃經之閉也。且經原非血也，乃天一之水，出自腎中，是至陰之精而有至陽之氣，故其色赤紅似血，而實非血，所以謂之天癸。世人以經為血，此千古之誤，牢不可破。

倘果是血，何不名之曰血水，而曰經水乎！古昔聖賢創呼經水之名者，原以水出於腎，乃癸干之化，故以名之。無如世人沿襲而不深思其旨，皆以血視之，然則經水早斷，似乎腎之衰涸，吾以為心、肝、脾氣之鬱者，蓋以腎水之生，原不由於心、肝、脾，而腎水之化，實有關於心、肝、脾。使水位之下無土氣以承之，則水濫滅火，腎氣不能化；火位之下無水氣以承之，則火炎鑠金，腎氣無所生；木位之下五金氣以承之，則木妄破土，腎氣無以成。倘心、肝、脾有一經之鬱，則其氣不能入於腎中，腎之氣即鬱而不宣矣。況心、肝、脾俱鬱，即腎氣真足而無虧，尚有茹而難吐之勢，矧腎氣本虛，又何能盈滿而化經水外瀉耶！經曰：「亢則害，」此之謂也。此經之所以閉塞有似乎血枯，而實非血枯耳。

治法必須散心、肝、脾之鬱，而大補其腎水，仍大補其心、肝、脾之氣，則精溢而經水自通矣。方用**益經湯**：

大熟地（九蒸）　　白朮（土炒）各一兩　　當歸（酒洗）
山藥（炒）各五錢　　生棗仁（搗碎）　　山藥（酒炒）　　沙參各
三錢　　丹皮　人參各二錢　杜仲（炒黑）　柴胡各一錢

　　水煎。連服八劑而經通矣，服三十劑而經不再閉，兼
可受孕。此方心、肝、脾、腎四經同治藥也。妙在補以通
之，散以開之。倘徒補則鬱不開而生火，徒散則氣益衰而
耗精。設或用攻堅之劑，辛熱之品，則非徒無益，而又害
之矣。

　　【新解】調經包括經水先期、經水後期、經水先後無
定期、經水數月一行等。

　　經水先期是指月經提前，中醫指腎中水火太旺，水旺
則血多，火旺則血熱，治宜清經散。如果月經提前，但經
血量很少，說明腎中火旺而陰水虧虛，應用兩地湯。

　　經水後期是指月經錯後，如果錯後而血少，則說明血
寒不足，如果錯後而血多，說明血寒有餘。治宜補中溫
散，應用溫經攝血湯。

　　經水先後無定期是指月經週期無規律，原因為肝氣鬱
結，治宜舒肝之鬱，開腎之鬱，應用定經湯。

　　經水數月一行指月經數月一次，傅氏分析，可能就有
這樣的人，體內並無不正常，只是月經按季度而致，稱為
天生仙骨，方用助仙丹。

　　年老經水復行是指女性已絕經，但卻出現行經現象，
說明氣鬱導致肝脾功能障礙，治宜補肝、脾氣血，應用安
老湯。

　　經水忽來忽斷時疼時止是指由於肝氣不舒，導致寒氣

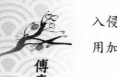

入侵，寒熱往來，導致月經時來時斷。治宜和血舒肝，方用加味四物湯。

經水未來腹先疼是指由於熱極而火不化，應瀉肝火，方用宣鬱通經湯。

行經後少腹疼痛是指由於腎氣乾涸，腎水虛則肝氣必旺，應以舒肝氣為主，兼以補腎，方用調肝湯。

經前腹痛吐血是指由於逆了肝氣，導致經逆，經逆則吐血，治宜和血順氣，方用順經湯。

經水將來臍下先疼痛是指月經將來 3～5 天前，臍下疼痛，由於下焦寒濕，導致衝任虛冷，臍下疼痛。應用溫臍化濕湯。

經水過多是指月經量多，由於血虛不歸經，血損精散，導致面色萎黃，身體倦怠。治宜補血歸經，應用加減四物湯。

經前洩水是指在月經來之前，先腹瀉，然後才行經，多由於脾氣虛所致，應先補脾氣，方用健固湯。

經前大便下血是指月經前大便中有血，由於心腎不交，胞胎之氣不散，方用順經兩安湯。

年未老經水斷是指未到絕經的年齡卻已經絕經，由於心、肝、脾氣鬱，導致血枯，出現絕經現象，應補心、肝、脾之氣，精溢而經水自通。方用益經湯。

種　　子

身瘦不孕　二十九

婦人有瘦怯身軀，久不孕育，一交男子即臥病終朝。

人以為氣虛之故，誰知是血虛之故乎！或謂血藏於肝，精涵於腎，交感乃洩腎之精，與血虛何與？殊不知肝氣不開，則精不能洩，腎精既洩，則肝氣亦不能舒。以腎為肝之母，母既洩精，不能分潤以養其子，則木燥乏水，而火且暗動以鑠精，則腎愈虛矣。況瘦人多火，而又洩其精，則水益少而火益熾。水雖制火，而腎精空乏，無力以濟，成火在水上之卦，所以倦怠而臥也。此等之婦，偏易動火，然此火因貪慾而出於肝木之中，又是虛燥之火，絕非真火也。且不交合則已，交合又偏易走洩，此陰虛火旺，不能受孕。即偶爾受孕，必致逼乾男子之精，隨種而隨消者有之。治法必須大補腎水而平肝木，水旺則血旺，血旺則火消，便成水在火之卦。方用**養精種玉湯**：

大熟地（九蒸）一兩　　當歸（酒洗）　　白芍（酒炒）　　山萸肉（蒸熟）各五錢

水煎。服三月便可身健受孕，斷可種子。此方之用，不特補血，而純於填精，精滿則子宮易於攝精，血足則子宮易於容物，皆有子之道也。惟是貪慾者多，節慾者少，往往不驗。服此者果能節慾三月，心靜神清，自無不孕之理。否則不過身體壯健而已，勿咎方之不靈也。

胸滿不思食不孕　三十

婦人有飲食少思，胸膈滿悶，終日倦怠思睡，一經房事，呻吟不已，人以為脾胃之氣虛也，誰知是腎氣不足乎！夫氣宜升騰，不宜消降，升騰於上焦，則脾胃易於分運；降陷於下焦，則脾胃難於運化。人乏水穀之養，則精神自爾倦怠，脾胃之氣可升而不可降也明甚。然則脾胃之

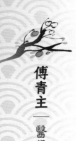

氣，雖充於脾胃之中，實生於腎之內。無腎中之水氣，則胃之氣不能騰；無腎中之火氣，則脾之氣不能化。惟有腎之水火二氣，而脾胃之氣始能升騰而不降也。然則補脾胃之氣，可不急補腎中水火之氣乎？

治法必以補腎氣為主，但補腎而不兼補脾胃之品，則腎之水火二氣不能提於至陽之上也。方用**並提湯**：

　　大熟地（九蒸）　　巴戟天（鹽水浸）　　白朮（土炒）各一兩　人參　黃著（生用）各五錢　山萸肉（蒸）三錢　枸杞子二錢　柴胡五分

水煎。服三月而腎氣大旺，再服一月未有不能受孕者。此方補氣之藥多於補精，似乎以補脾胃為主矣，孰知脾胃健而生精自易，是補脾胃之氣與血，正所以補腎之精與水也。又益以補精之味，則陰氣自足，陽氣易升，自爾騰越於上焦矣。陽氣不下陷，則無非大地陽春，隨遇皆是生化之機，安有不受孕之理。

下部冰冷不受孕　三十一

婦人有下身冰冷，非火不暖，交感之際，陰中絕無溫熱之氣，人以為天分之薄也，誰知是胞胎寒之極乎！夫寒冰之地，不生草木；重陰之淵，不長魚龍。今胞胎既寒，何能受孕？雖男子鼓勇力戰，其精甚熱，直射於子宮之內，而寒冰之氣相逼，亦不過茹之於暫，而不能不吐之於久也。夫猶是人也，此婦之胞胎，何以寒涼至此？豈非天分之薄乎！非也。蓋胞胎居於心腎之間，上繫於心而下繫於腎，胞胎之寒涼，乃心腎二火之衰微也。

故治胞胎者，必須補心腎二火而後可。方用**溫胞飲**：

附子（製）三分　白朮（土炒）一兩　巴戟天（鹽水浸）
一兩　人參　杜仲（炒黑）各三錢　菟絲子（酒浸炒）二錢
山藥（炒）　芡實（炒）各三錢　肉桂（研兌）　補骨脂（鹽
水炒）各二錢

　　水煎，服一月而胞胎熱。此方之妙，補心而即補腎，
溫腎而即溫心。心、腎之氣旺，則心、腎之火自生。心腎
之火生，則胞胎之寒自散。原因胞胎之寒，以至茹而即
吐，而今胞胎既熱矣，尚有施而不受者乎？若改湯為丸，
朝夕吞服，尤能攝精，斷不至有伯道無兒之嘆也。

胸滿少食不受孕　三十二

　　婦人有素性恬淡，飲食少則平和，多則難受，或作嘔
洩，胸膈脹滿，久不受孕，人以為賦稟之薄也，誰知是脾
胃虛寒乎！夫脾胃之虛寒，原因心腎之虛寒耳。蓋胃土非
心火不能生，脾土非腎火不能化，心腎之火衰，則脾胃失
生化之權，即不能消水穀以化精微矣。既不能化水穀之精
微，自無津液以灌溉於胞胎之中。欲胞胎有溫暖之氣，以
養胚胎，必不可得。縱然受胎而帶脈無力，亦必墮落。此
脾胃虛寒之咎，故無玉麟之毓也。

　　治法可不急溫補其脾胃乎？然脾之母原在腎之命門，
胃之母原在心之包絡，欲溫補脾胃，必須補二經之火，蓋
母旺子必不弱，母熱子必不寒，此子病治母之義也。方用
溫土毓麟湯：

　　巴戟天（去心酒浸）　覆盆子（酒浸蒸）各一兩　白朮
（土炒）　懷山藥（炒）各五錢　人參二錢　神麴（炒）一錢

　　水煎。服一月可以種子矣。此方之妙，溫補脾胃而又

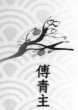

兼補命門與心包絡之火,藥味不多而四經並治。命門心包之火旺,則脾與胃無寒冷之慮。子母相順,一家和合,自然飲食多而善化,氣血旺而能任,帶脈有力,不慮落胎,安有不玉麟之育一哉!

少腹急迫不受孕　三十三

婦人有少腹之間自覺有緊迫之狀,急而不舒,不能生育,此人人之所識也,誰知是帶脈之拘急乎!夫帶脈係於臍之間,宜弛而不宜急。今帶脈之急者,由於腰臍之氣不利也;而腰臍之氣不利者,由於脾胃之氣不足也。脾胃氣虛,則腰臍之氣閉,腰臍之氣閉,則帶脈拘急,遂致牽動胞胎,精即直射於胞胎,胞胎亦暫能茹納,而力難負載,必不能免小產之慮。況人多不能節慾,安得保其不墜乎?此帶脈之急,所以不能生子也。

治法宜寬其帶脈之急,而帶脈之急不能遽寬也。宜利其腰臍之氣,而腰臍之氣不能遽利也,必須大補其脾胃之氣與血,而腰臍可利,帶脈可寬,自不難於孕育矣。方用**寬帶湯**:

白朮(土炒)一兩　巴戟天(酒浸)　大熟地(九蒸)各五錢　人參　麥冬(去心)　杜仲(炒黑)　肉蓯蓉(洗淨)白芍(酒炒)各三錢　補骨脂(鹽水炒)一錢　當歸(酒洗)二錢　五味子(炒)三分　建蓮子(不去心)二十粒

水煎。服四帖少腹無緊迫之狀,服一月即受胎。此方之妙,脾胃兩補,而又利其腰臍之氣,自然帶脈寬舒,可以載物而勝任矣。或疑方中用五味、白芍之酸收,不增帶脈之急,而反得帶脈之寬,殊不可解。豈知帶脈之急,由

於氣血之虛，蓋血虛則縮而不伸，氣虛則攣而不達。用芍藥之酸，以平肝木，則肝不剋脾；用五味之酸，以生腎水，則腎能益帶，似相仿而實相濟也。何疑之有！

嫉妒不孕　三十四

婦人有懷抱素惡，不能生子者，人以為天心厭之也，誰知是肝氣鬱結乎！夫婦人之有子也，必然心脈流利而滑，脾脈舒徐而和，腎脈旺大而鼓指，始稱喜脈。未有三部脈鬱，而能生子者也。若三部脈鬱，肝氣必因之而更鬱，肝氣鬱，則心腎之脈必致鬱之極而莫解。蓋子母相依，鬱必不喜，喜必不鬱也。其鬱而不能成胎者，以肝木不舒，必下剋脾土，而致塞脾土之氣。塞則腰臍之氣必不利，腰臍之氣不利，必不能通任脈而達帶脈，則帶脈之氣亦塞矣。帶脈之氣既塞，則胞胎之門必閉，精即到門，亦不得其門而入矣，其奈之何哉？治法必解四經之鬱，以開胞胎之門，則幾矣。方用**開鬱種玉湯**：

白芍（酒炒）一兩　　香附（酒炒）　　丹皮（酒洗）　　茯苓（去皮）三錢　　當歸（酒洗）　　白朮（土炒）五錢　　天花粉二錢

水煎。服一月則鬱結之氣開，鬱開則無非喜氣之盈腹，而嫉妒之心亦可以一易，自然兩相合好，結胎於頃刻之間矣。此方之妙，解肝氣之鬱，宣脾氣之困，而心腎之氣亦因之俱舒。所以腰臍利而任帶通達，不必啟胞胎之門，而胞胎自啟，不特治嫉妒者也。

肥胖不孕　三十五

婦人有身體肥胖，痰涎甚多，不能受孕者，人以為氣

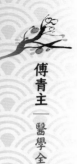

虛之故，誰知是濕盛之故乎！夫濕從下受，乃言外邪之濕也，而肥胖之濕，實非外邪，乃脾土之內病也。然脾土地既病，不能分化水穀，以養四肢，宜其身軀瘦弱，何以能肥胖乎？不知濕盛者多肥胖，肥胖者多氣虛，氣虛者多痰涎，外似健壯，而內實虛損也。內虛則氣必衰，氣衰則不能行水，而濕停於腸胃之間，不能化精而化涎矣。夫脾本濕土地，又因痰多，愈加其濕，脾不能受，必浸潤於胞胎，日積月累，則胞胎竟變為汪洋之水窟矣。且肥胖之婦，內肉必滿，遮隔子宮，不能受精，此必然之勢也。況又加以水濕之盛，即男子甚健，陽精直達子宮，而其水勢滔滔，氾濫可畏，亦遂化精成水矣，又何能成妊哉？

治法必須以洩水化痰為主。然徒洩水化痰，而不急補脾胃之氣，則陽氣不旺，濕痰不去，人先病矣，烏望其茹而不吐乎？方用**加味補中益氣湯**：

人參　黃耆（生用）　當歸（酒洗）　半夏（製）各三錢　甘草　柴胡各一錢　白朮（土炒）一兩　升麻四分　陳皮五分　茯苓五錢

水煎。服八帖，痰涎盡消；再十帖，水濕利，子宮涸出，易於受精而成孕矣。其在於昔，則如望洋觀海；而至於今，則是馬到成功也。快哉！此方之妙，妙在提脾氣而升於上，作雲作雨，則水濕反利於下行；助胃氣而消於下，為津為液，則痰涎轉易於上化。不必用消化之味，以損其肥，而肥自無礙；不必有浚決之品，以開其竅，而竅自能通。陽氣充足，自能攝精；濕邪散除，自可受種，何肥胖不孕之足慮乎？

骨蒸夜熱不受孕　三十六

　　婦人有骨蒸夜熱，遍體火焦，口乾舌燥，咳嗽吐沫，難於生子者，人以為陰虛火動也，誰知是骨髓內熱乎！夫寒陰之地，固不生物，而乾旱之田，豈能長養。然而骨髓與胞胎，何相關切？而骨髓之熱，即能使人不嗣，此前賢所未言者也。山一旦創言之，不幾為世俗所駭乎！而要知不必駭也，此中實有其理焉。蓋胞胎為五臟外之一臟耳，以其不陰不陽，所以不列於五臟之中。所謂不陰不陽者，以胞胎上繫於心包，下繫於命門。繫心包者，通於心，心者陽也；繫命門者，通於腎，腎者陰也。是陰之中有陽，陽之中有陰，所以通於變化，或生男，或生女，俱從此出。然必陰陽協和，不偏不枯，始能變化生人，否則否矣。況胞胎既通於腎，而骨髓亦腎之所化也。骨髓熱由於腎之熱，腎熱而胞胎亦不能不熱；且胞胎非骨髓之養，則嬰兒無以生骨；骨髓過熱，則骨中空虛，惟存火烈之氣，又何能成胎？

　　治法必須清骨中之熱。然骨熱由於水虧，必補腎之陰，則骨熱除，珠露有滴濡之喜矣。壯水之主，以制陽光，此之謂也。方用**清骨滋腎湯**：

　　地骨皮（酒洗）一兩　麥冬（去心）　　元參（酒洗）　　丹皮　沙參各五錢　五味子（炒研）五分　　白朮（土炒）三錢　石斛二錢

　　水煎。連服三十帖而骨熱解，再服六十帖自受孕。此方之妙，補腎中之精，涼骨中之熱，不清胞胎而胞胎自無太熱之患。然陰虛內熱之人，原易受妊，今因骨髓過熱，

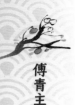

所以受精而變燥，以致難於育子。本非胞胎之不能受精，所以稍補其腎，以殺其火之有餘。而益其水之不足，便易種子耳。

腰痠腹脹不受孕　三十七

婦人有腰痠背楚，胸滿腹脹，倦怠欲臥，百計求嗣，不能如願，人以為腰腎之虛也，誰知是任督之困乎！夫任脈行於前，督脈行於後，然皆從帶脈之上下而行也。故任脈虛則帶脈墜於前，督脈虛則帶脈墜於後，雖胞胎受精，亦必小產。況任督之脈既虛，而疝瘕之症必起。疝瘕礙胞胎而外障，則胞胎縮於疝瘕之內，往往精施而不能受，雖餌以玉燕，亦何益哉？

治法必須先去其疝瘕之病，而補其任督之脈，則提挈天地，把握陰陽，呼吸精氣，包裹成形，力足以勝任而無慮矣。外無所障，內有所容，安有不能生育之理，方用**升帶湯**：

白朮（土炒）一兩　人參三錢　沙參五錢　荸薺粉　鱉甲（炒）　茯苓各三錢　肉桂（去粗研）　半夏（製）　神麴（炒）各一錢

水煎。連服三十帖而任督之氣旺，再服三十帖而疝瘕之症除。此方利腰臍之氣，正升補任督之氣也。任督之氣升，而疝瘕自有難容之勢。況方中有肉桂以散寒，荸薺以祛積，鱉甲之攻堅，茯苓之利濕，有形自化於無形，滿腹皆升騰之氣矣，何至受精而再墜乎哉？

便澀腹脹足浮腫不受孕　三十八

婦人有小水艱澀，腹脹腳腫，不能受孕者，人以為小

腸之熱也，誰知是膀胱之氣不化乎！夫膀胱原與胞胎相近，膀胱病而胞胎亦病矣。蓋水濕之氣，必走膀胱，而膀胱不能自化，必得腎氣相通，始能化水以出陰器，倘膀胱無腎氣之能，則膀胱之氣化不行，水濕之氣必且滲入胞胎之中，而成汪洋之勢。汪洋之田又何能生物也哉？

治法必須壯腎氣，以分消胞胎之濕；益腎火，以達化膀胱之水，使先天之本壯，則膀胱之氣化，胞胎之濕除，而汪洋之田，化成雨露之壤矣。水化則膀胱利，火旺則胞胎暖，安有布種而不發生者哉？方用**化水種子湯**：

巴戟天（鹽水浸）　　白朮（土炒）各一兩　　人參三錢　　肉桂（去粗研）　　菟絲子（酒炒）　　芡實（炒）　　茯苓各五錢車前（酒炒）二錢

水煎。服二劑，膀胱之氣化；四劑，艱澀之症除；又十劑，虛脹腳腫之病形消；再服六十帖，腎氣大旺，胞胎溫暖，易於受胎而生育矣。此方利膀胱之水，全在補腎中之氣；暖胞胎之氣，全在壯腎中之火。

至於補腎之藥，多是濡潤之品，不以濕而益助其濕乎？然方中之藥，妙於補腎之火，而非補腎之水；尤妙於補火而無燥烈之虞，利水而非蕩滌之猛。所以膀胱氣化，胞胎不濕，而發榮長養無窮與！

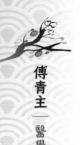

女科下卷二

妊　娠

妊娠惡阻　三十九

　　婦人懷娠之後，噁心嘔吐，思酸解渴，見食憎惡，睏倦欲臥。人皆曰妊娠惡阻也，誰知肝血太燥乎！夫婦人受妊，本於腎氣之旺也。腎旺，是以攝精。然腎一受精而成妊，則腎水生胎，不暇化潤於五臟；而肝為腎之子，日食母氣以舒。

　　一日無津液之養，則肝氣迫索；而腎水不能應，則肝益急，肝急則火動而逆也。肝氣既逆，是以嘔吐噁心之症生焉。嘔吐縱不至太甚，而其傷氣則一也。氣既受傷，則肝血愈耗。世人用四物湯治胎前諸症者，正以其能生肝之血也。然補肝以生血，未為不佳，但生血而不知生氣，則脾胃衰微，不勝頻嘔，猶恐氣虛則血不易生也。

　　故於平肝補血之中，加以健脾開胃之品以生陽氣，則氣能生血，尤益胎氣耳。或疑氣逆而用補氣之藥，不益助其逆乎？不知妊娠惡阻，其逆不甚；且逆是因虛而逆，非因邪而逆也。因邪而逆者，助其氣則逆增；因虛而逆者，補其氣則逆轉。況補氣於補血之中，則陰足以制陽，又何慮其增逆乎！宜用**順肝益氣湯**：

　　　　當歸（酒洗）　　蘇子（炒研）　　人參各一兩　　白朮（土

炒）　白芍（酒炒）　麥冬（去心）各三錢　茯苓二錢　熟地
（九蒸）五錢　陳皮三分　砂仁（炒研）一粒　神麴（炒）一錢

　　水煎服，一帖輕，二帖平，三帖全癒。此方平肝則肝
逆除。

　　補腎則肝燥息，補氣則血易生。凡胎病而少帶惡阻
者，俱以此方投之，無不安，最有益於胎婦。其功更勝於
四物焉。

妊娠浮腫　四十

　　妊婦有至五個月，肢體倦怠，飲食無味，先兩足腫，
漸至遍身、頭面俱腫。人以為濕氣使然也，誰知是脾肺氣
虛乎？夫妊娠雖有按月養胎之分，其實不可拘於月數，總
以健脾補肺為大綱。蓋脾統血、肺主氣，胎非血不蔭、非
氣不生；脾健則血旺而蔭胎，肺清則氣旺而生子。

　　苟肺衰則氣餒，氣餒則不能運氣於皮膚矣；脾虛則血
少，血少則不能運血於肢體矣。氣與血兩虛，脾與肺失
職，所以飲食難消，精微不化，勢必至氣血下陷，不能升
舉；而濕邪即乘其所虛之處，積而成浮腫症，非由脾肺之
氣血虛而然耶。

　　治法當補其脾之血與肺之氣，不必祛濕而濕自無不去
之理。方用**加減補中益氣湯**：

　　白朮（土炒）　人參各五錢　黃蓍（生用）　當歸（酒
洗）各三錢　柴胡一錢　甘草一分　茯苓一兩　升麻　陳皮
各三分

　　水煎服，四帖即癒，十帖不再犯。夫補中益氣湯之立
法也，原是升提脾肺之氣，似乎益氣而不補血。然而血非

氣不生，是補氣即所以生血。觀當歸補血湯用黃耆為君，則較著彰明矣。況濕氣乘脾肺之虛而相犯，未便大補其血，恐陰太盛而招陰也。只補氣而助以利濕之品，則氣升而水尤易散，血亦隨之而生矣。

然則何以重用茯苓而至一兩，不幾以利濕為君乎？嗟嗟濕證，而不以此藥為君，將以何者為君乎？況重用茯苓於補氣之中，雖曰滲濕，而仍是健脾清肺之意。且凡利水之品，多是耗氣之藥，而茯苓與參、朮合，實補多於利，所以重用之以分濕邪，即以補氣血耳。

妊娠少腹疼　四十一

妊娠小腹作疼，胎動不安，如有下墜之狀。人只知帶脈無力也，誰知是脾腎之虧乎？夫胞胎雖繫於帶脈，而帶脈實關於脾腎。脾腎虧損，則帶脈無力，胞胎即無以勝任矣。況人之脾腎虧損者，非飲食之過傷，即色慾之太甚。脾腎虧，則帶脈急，胞胎所以有下墜之狀也。

然則胞胎之系，通於心與腎，而不通於脾，補腎可也，何故補脾！然脾為後天，腎為先天；脾非先天之氣不能化，腎非後天之氣不能生；補腎而不補脾，則腎之精何以遽生也！

是補後天之脾，正所以補先天之腎也；補先、後二天之脾與腎，正所以固胞胎之氣與血，脾腎可不均補乎！方用**安奠二天湯**：

人參（去蘆）　熟地（九蒸）　白朮（土炒）各一兩　炙甘草一錢　枸杞子二錢　山藥（炒）　山茱萸（蒸去核）扁豆（炒去皮）各五錢　杜仲（炒黑）三錢

水煎服。一帖而疼止，二帖而胎安矣。夫胎動乃脾腎雙虧之症，非大用參、尤、熟地補陽補陰之品，斷不能挽回於頃刻。世人往往畏用參、尤，或少用，以冀見功，所以寡效。此方正妙在多用也。

妊娠口乾咽痛　四十二

妊婦至三四個月，自覺口乾舌燥，咽喉微痛，無津以潤，以至胎動不安，甚則血流如經水。人以為火動之極也，誰知是水虧之甚乎？夫胎也者，本精與血之相結而成。逐月養胎，古人每分經絡，其實均不離腎水之養。故腎水足而胎安，腎水虧而胎動。雖然腎水虧又何能動胎，必腎經之火動而胎始不安耳。然而火之有餘，仍是水之不足，所以火炎而胎必動。補水則胎自安，亦既濟之義也。

惟是腎水不能遽生，必須滋補肺金。金潤則能生水，而水有逢源之樂矣。水既有本，則源泉混混矣，而火又何難制乎！再少加以清熱之品，則胎自無不安矣。方用**潤燥安胎湯**：

熟地（九蒸）一兩　生地（酒炒）三錢　山萸肉（蒸）麥冬（去心）各五錢　五味子（炒）一錢　阿膠（蛤粉炒）黃芩（酒炒）　益母草各二錢

水煎服，二帖而燥息，再二帖而胎安。連服十帖，而胎不再動矣。此方專填腎中之精，而兼補肺。然補肺仍是補腎之意，故腎經不乾燥，則火不能灼胎，焉有不安之理乎！

妊娠吐瀉腹疼　四十三

妊娠上吐下瀉，胎動欲墮，腹疼難忍，急不可緩，此

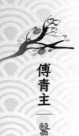

脾胃虛極而然也。夫脾胃之氣虛，則胞胎無力，必有崩墜之虞；況又上吐下瀉，則脾與胃之氣，固吐瀉而愈虛，欲胞胎之無恙也得乎！然胞胎疼痛而究不至下墜者何也？全賴腎氣之故也。

胞胎繫於腎而連於心，腎氣固則交於心，其氣通於胞胎，此胞胎之所以欲墜而不得也。但腎氣能固，則陰火必來生脾；心氣能通，則心火必來援胃。脾胃雖虛而未絕，則胞胎雖動而不墮，可不急救其脾胃乎？

然脾胃當將絕而未絕之時，只救脾胃而難遽生，更宜補其心腎之火，使之生土，則兩相接續，胎自固而安矣。方用**援土固胎湯**：

人參　山藥（炒）　山茱萸（蒸，去核）各一兩　白朮（土炒）二兩　附子（製）五分　續斷　杜仲（炒黑）　菟絲子（酒炒）　枸杞子各三錢　砂仁（炒，研）三粒　炙甘草一錢　肉桂（去粗研）二錢

水煎服，一帖而洩止，二帖而諸病盡瘳矣。此方救脾胃之土十之八，救心腎之火十之二也。救火輕於救土者，豈以土欲絕而火未甚衰乎？非也。蓋土崩非重劑不能援，火衰雖小劑而可助。

熱藥多用，必有太燥之慮，不比溫甘之品也。況胎動係土衰而非火弱，何用太熱！妊娠忌桂、附，是恐傷胎，豈可多用！小熱之品，計之以錢；大熱之品，計之以分者，不過用以引火而非用以壯火也，其深思哉！

妊娠子懸脅疼　四十四

妊娠有懷抱憂鬱，以致胎動不安，兩脅悶而疼痛如弓

上弦。人止知是子懸之病也，誰知是肝氣不通乎？夫養胎半繫於腎水，然非肝血相助，則腎水實有獨力難支之勢，故保胎必滋腎水，而肝血斷不可不顧。使肝氣不鬱，則肝之氣不閉，而肝之血必旺，自然灌溉胞胎，合腎水而並肩養胎之力。今肝氣因憂鬱而閉塞，則胎無血蔭，腎難獨任，而胎安得不上升以覓食？此乃鬱氣使然也，莫認為子之慾自懸，而妄用洩子之品則得矣。

治法宜開肝氣之鬱結，補肝血之燥乾，則子懸自定矣。方用**解鬱湯**：

人參一錢　白朮（土炒）五錢　白茯苓　山梔子（炒）各三錢　當歸（酒洗）　白芍（酒炒）各一兩　枳殼（炒）五分　砂仁（炒，研）三粒　薄荷二錢

水煎服，一帖而悶痛除，二帖而子懸定，至三帖而全安。去梔子再多服數帖，不復發，此乃平肝解鬱之聖藥。鬱開則木不剋土，肝平則火不妄動。方中又有健脾開胃之品，自然水精四布，而肝與腎有潤澤之機，則胞胎自無乾燥之患，又何慮上懸之不癒哉！

妊娠跌損　四十五

妊婦有失足跌損，致傷胎元，腹中疼痛，勢如將墮者。人只知是外傷之為病也，誰知有內傷之故乎？凡人內無他症，胎元堅固，即或跌、撲、閃、挫，依然無恙。惟內之氣血素虧，故略有閃挫，胎便不安。若止作閃挫外傷治，斷難奏功，且恐有因治而反墮者，可不慎與！

必須大補氣血，而少加以行瘀之品，則瘀散胎安矣。但大補氣血之中，又宜補血之品多於補氣之藥，則無不得

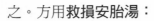

之。方用**救損安胎湯**：

當歸（酒洗）　生地（酒炒）各一兩　白芍（酒炒）　蘇木（搗碎）各三錢　白朮（土炒）五錢　乳香（去油）　沒藥（去油）　炙甘草　人參各一錢

水煎服，一帖而疼痛止，二帖而勢不下墜矣，不必三帖也。此方之妙，妙在既能去瘀而不傷胎，又能補氣補血而不凝滯，固無通利之害，亦痊跌閃之傷，有益無損，大建奇功，即此方與？然不特治懷孕之閃挫也。即無娠，閃挫亦可用之。

妊娠小便下血病名胎漏　四十六

妊婦有胎不動，腹不疼，而小便中時常有血流出者。人以為血虛胎漏也，誰知氣虛不能攝血乎？夫血只能蔭胎，而胎中之蔭血必賴氣以衛之。氣虛下陷，則蔭胎之血亦隨氣而陷矣。

然則氣虛下陷而血未嘗虛，不應與氣同陷也。不知氣乃血之衛，血賴氣以固；氣虛則血無憑依，無憑依必躁急，躁急必生邪熱。血寒則靜，血熱則動，動則外出而莫能遏，又安得不下流乎！倘氣不虛而血熱，則必大崩而不止些微之漏矣。

治法宜補其氣之不足，而瀉其火之有餘，則血不必止而自無不止矣。方用**助氣補漏湯**：

人參一兩　白芍（酒炒）五錢　黃芩（酒炒黑）　生地（酒炒黑）各三錢　益母草　甘草各一錢　續斷二錢

水煎服，一帖而血止，二帖再不漏矣。此方用人參以補陽氣，用黃芩以瀉陰火，火瀉則血不熱，而無慾動之

機。氣旺則血有依，而無可漏之竅。氣血俱旺而和協，自然歸經而各安其所矣，又安有漏瀉之患哉！

妊娠子鳴　四十七

妊婦懷胎，至七八個月，忽然兒啼腹中，腰間隱隱作痛。人以為胎熱之過也，誰知是氣虛之故乎？夫兒之在胞胎也，全憑母氣以化成。母呼兒亦呼，母吸兒亦吸，未嘗有一刻之間斷。至七八個月，則母氣必虛矣，兒不能隨母之氣以為呼吸，必有迫不及待之勢。母子原相依為命，子失母之氣，則拂子之意，而啼於腹中，似可異而究不必異。病名子鳴，氣虛甚也。

治宜大補其氣，使母之氣與子氣和合，則子之意安而啼亦息矣。方用**扶氣止啼湯**：

黃蓍（生用）　麥冬（去心）　人參各一兩　當歸（酒洗）五錢　橘紅五錢　甘草　天花粉各一錢

水煎服，一帖而啼即止，二帖不再啼。此方用人參、黃蓍、麥冬以補肺氣，使肺氣旺，則胞胎之氣亦旺；胞胎之氣旺，則胞中之子氣有不隨母之氣以為呼吸者，未之有也。

妊娠腰腹疼、渴、汗、躁、狂　四十八

婦人懷妊，有口渴汗出，大飲冷水，而煩躁發狂，腰腹疼痛，以致胎欲墮者。人莫不謂火盛之極也，抑知是何經之火盛乎？此乃胃火炎熾，熬煎胞胎之水，以致胞胎之水涸，胎失所養，故動而不安耳。夫胃為水穀之海，多氣多血之經，所以養五臟六腑者。蓋萬物皆生於土，土氣厚而物始生，土氣薄而物必死。然土氣之所以能厚者，全賴

火氣之來生也。胃之能化水穀者，亦賴火氣之能化也。

今胃中有火，宜乎生土，何以火盛而反致害乎？不知無火難以生土，而火多又能爍水。雖土中有火，土不死，然亦必有水方不燥。使胃火太旺，必致爍於腎水；土中無水，則自潤不足，又何以分潤胞胎！土燥之極，火勢炎蒸，犯心越神，兒胎受逼，安得不下墜乎！經所謂「二陽之病，發心脾」者，正此義也。

治法必須瀉火滋水，使水氣得旺，則火氣自平，火平則汗狂躁渴自除矣。方用**息焚安胎湯**：

生地（酒炒）一兩　　白朮（土炒）　　青蒿各五錢　　茯苓

人參各二錢　　知母　　天花粉各二錢

水煎服，一帖而狂少平，二帖而狂大定，三帖而火盡解，胎亦安矣。

此方藥料頗重，恐人慮不勝而不敢全用，又不得不再為囑之，懷胎而火勝，若此非大劑何以能斳？火不息，則狂不止，而胎能安耶？況藥料雖多，均是滋水之味，益而無損，勿過慮也。

妊娠中惡　四十九

婦人懷子在身，痰多吐涎，偶遇鬼神祟惡，忽然腹中疼痛，胎向上頂。人疑為「子懸」之病也，誰知是中惡而胎不安乎？大凡不正之氣，最易傷胎，故有孕之婦，斷不宜入廟燒香，與僻靜陰寒之地，如古洞幽岩皆不可登。蓋邪祟多在神宇潛蹤，幽隱岩洞亦其往來遊戲之所，觸之最易相犯，不可不深戒也。況孕婦又多痰涎，眼目易眩；眼目一眩，如有妄見，此招祟之因痰而起也。人云「怪病每

起於痰」，其信然與！

治法似宜以治痰為主，然治痰必至耗氣，氣虛而痰難消化，胎必動搖。必須補氣以生血，補血以活痰，再加以清痰之品，則氣血不虧，痰亦化矣。方用**消惡安胎湯**：

當歸（酒洗）　白芍（酒炒）各一兩　白朮（土炒）　茯苓各五錢　人參　天花粉各三錢　甘草　蘇葉　沉香（研末）各一錢　陳皮五分

此方大補氣血，輔正邪自除之義也。

妊娠多怒墮胎　五十

婦人有懷妊之後，未至成形或已成形，其胎必墮。人皆曰氣血衰微不能固胎之，誰知是性急怒多，肝火大動而不靜乎？夫肝本藏血，肝怒則不藏，不藏則血難固。蓋肝雖屬木，而木中實寄龍雷之火，所謂相火是也。相火宜靜不宜動，靜則安，動則熾。況木中之火又易動而難靜，人生無日無動之時，即無日非動火之時，大怒則火益動矣。火動而不可止遏，則火勢飛揚，不能生氣養胎，而反食氣傷精矣。精傷則胎無所養，勢必不墜而不已。經所謂「少火生氣，壯火食氣」，正此義也。

治法宜平其肝中之火，利其腰臍之氣，使氣生失血，而血清其火，則庶幾矣。方用**利氣瀉火湯**：

人參　當歸（酒洗）　芡實（炒）各三錢　白朮（土炒）一兩　熟地（九蒸）　白芍（酒炒）各五錢　甘草一錢　黃芩（酒炒）二錢

水煎服。六十帖而胎不墜矣。此方名雖利氣，而實補氣也。然補氣而不加以瀉火之品，則氣旺而火不能平，必

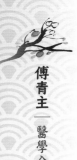

反害其氣也。故加黃芩於補氣之中以瀉火，又有熟地、歸、芍以滋肝；而壯水之主，則血不燥而氣得和，怒氣息而火自平，不必利氣而氣無不利，即無往而不利矣。

小　產

行房不慎小產　五十一

妊婦因行房癲狂，遂致小產，血崩不止。人以為火動之極也，誰知是氣脫之故乎？大凡婦人之懷妊也，賴腎水以蔭胎。水源不足，則火易沸騰，加以久戰不已，則火必大動，再至興酣癲狂，精必大洩。精大洩，則腎水益涸，而龍雷相火益熾，水火兩病，胎不能固而墮矣。胎墮而火猶未息。故血隨火而崩下，有不可止遏之勢。人謂火動之極，亦未為大誤也。但血崩本於氣虛，火盛本於水虧。腎水既虧，則氣之生源涸矣。

氣源既涸，而氣有不脫者乎？此火動是標，而氣脫是本也。經云：「治病必求其本，本固則標自立矣。」若只以止血為主，而不急固其氣，則氣散不能速回，而血何由止？不大補其精，則水涸不能遽長，而火且益熾。不揣其本而齊其末，山未見有能濟者也。方用**固氣填精湯**：

人參　黃蓍（生用）　大熟地（九蒸）各一兩　三七（研末沖）三錢　白朮（土炒）　當歸（酒洗）各五錢　荊芥穗（炒黑）二錢

水煎服，一帖而血止，二帖而身安，四帖而全癒。此方之妙，妙在不去清火，而惟補氣補精。其奏功獨神者，以諸藥濕潤，能除大熱也。蓋熱是虛，故補氣自能攝血，

補精自能止血，意在本也。

跌閃小產　五十二

妊婦有跌仆閃挫，遂致小產，血流紫塊，昏暈欲絕者。人皆曰瘀血作祟也，誰知是血室損傷乎？夫血室與胞胎相連，如唇齒之相依。胞胎有傷，則血室亦損，唇亡齒寒，理有必然也。然胞胎傷損而流血者，其傷淺；血室傷損而流血者，甚傷深。傷之淺者，疼在腹；傷之深者，暈在心。同一跌仆損傷，而未小產與已小產，治各不同。未小產而胎不安者，宜顧其胎，而不可輕去其血；已小產而血大崩，宜散其瘀，而不可重傷其氣。

蓋胎已墮，血既脫而血室空虛，惟氣存耳。倘或再傷其氣，安保無氣脫之憂乎！經云：「血為營，氣為衛。」使衛有不固，則營無依而安矣。故必補氣以生血，新血生而瘀血自散矣。方用**理氣散瘀湯**：

黃耆（生用）　人參各一兩　當歸（酒洗）　薑炭各五錢茯苓　丹皮各二錢　紅花一錢

水煎服，一帖而流血止，二帖而昏暈除，三帖而全安矣。此方用人參、黃耆以補氣，氣旺則血可攝也；用當歸、丹皮以生血，血生則瘀難留也；用紅花、黑薑以活血，血活則暈可除也；用茯苓以利水，水利則血易歸經也。

大便乾結小產　五十三

妊婦有口渴煩躁，舌上生瘡，兩唇腫裂，大便乾結，數日不得通，以致腹疼小產者。人皆曰大腸之火熱也，誰知是血熱爍胎乎？夫血所以養胎也，溫和則胎受其益；太

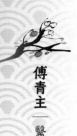

熱則胎受其損。如其熱久爍之，則兒在胞胎之中，若有探湯之苦，難以存活，則必外越下奔，以避炎氣之逼迫。欲其胎之不墜也，得乎？

然則血蔭乎胎，則血必虛耗。血者，陰也，虛則陽亢，亢則害矣。且血乃陰水所化，血日蔭胎，取給刻不容緩。而火爍，陰水不能速生以化血，所以陰虛火動；陰中無非火氣，血中亦無非火氣矣。兩火相合，焚逼兒胎，此胎之所以下墜也。

治法宜清胞中之火，補腎中之精，則可已矣哉！或疑兒已下墜，何故再顧其胞血不蔭胎？何必大補其水？殊不知火動之極，以致胎墜，則胞中純是一團火氣，此火乃虛火也。實火可洩，而虛火宜於補中清之，則虛火易散，而真火可生。倘一味清涼以降火，全不顧胞胎之虛實，勢必至寒氣逼人，胃中生氣蕭索矣。胃乃二陽資養五臟者也。胃陽不生，何以化精微以生陰水乎？有不變為勞瘵者者幾希矣！方用**加減四物湯**：

熟地（九蒸）五錢　白芍（生用）　　山藥（炒）　　丹皮（炒）各三錢　當歸（酒洗）一兩　川芎　山梔子（炒）各一錢　山茱萸（蒸，去核）二錢

水煎服，四五帖而癒矣。丹皮性極涼血，產後用之，最防陰凝之害，慎之。

畏寒腹痛小產　五十四

妊婦有畏寒腹痛，因而墮胎者。人只知下部太寒也，誰知是氣虛不能攝胎乎？夫人生於火，亦養於火，非氣不充。氣旺則火旺，氣衰則火衰。人之所以坐胎者，受父母

先天之真火也。

先天之真火，即先天之真氣以成之，故胎成於氣，亦攝於氣。氣旺則胎牢，氣衰則如胎墮。胎日加長，而氣日加衰，安得不墮哉！況又遇寒氣外侵，則內之火氣更微；火氣微，則長養無資，此胎之不能不墮也。

使當其腹疼之時，即用人參、乾薑之類補氣祛寒，則可以疼止而胎安。無如人拘於妊娠之藥禁，而不敢用，因致墮胎，而僅存幾微之氣。不急救氣，尚有何法？方用**黃蓍補氣湯**：

黃蓍（生用）二兩　當歸（酒洗）一兩　肉桂（去精皮，研）五分

水煎服，五帖癒矣。倘認定是寒，大用辛熱，全不補氣與血，恐過於燥熱，反致亡陽而變危矣。

大怒小產　五十五

妊婦有大怒之後，忽然腹疼吐血，因而墮胎；及墮胎之後，腹疼仍未止者。人以為肝之怒火未退也，誰知是血不歸經而然乎？夫肝所以藏血者也，大怒則血不能藏，宜失血而不當墮胎，何為失血而胎亦隨墮乎？不知肝性最急，血門不閉，其血直搗於胞胎。

胞胎之系，通於心腎之間，肝血來沖，必斷絕心腎之路。胎因心腎之路斷，胞胎失水火之養，所以墮也。胎既墮矣，而腹疼如故者，蓋因心腎未接，欲續無計，彼此痛傷。肝氣欲歸於心而心不受，欲歸於腎而腎不納，故血猶未靜而疼無已也。

治法宜引肝之血仍入於肝，而腹疼自己矣。然徒引肝

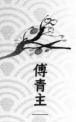

之血，而不平肝之氣，則氣逆而不易轉，即血逆而不易歸也。方用**引氣歸血湯**：

　　白芍（酒炒）　當歸（酒洗）各五錢　白朮（土炒）　黑芥穗　丹皮　麥冬（去心）各三錢　甘草　鬱金（醋炒）各一錢　薑炭　香附（酒炒）各五分

　　水煎服。此方名為引氣，其實仍是引血也。引血亦所以引氣，氣歸於肝之中，血亦歸於肝之內。氣血兩歸，腹疼自止矣。

難　　產

血虛難產　五十六

　　妊娠有腹疼數日，不能生產。人皆曰氣虛力弱，不能送子出門，誰知是血虛膠滯，胞中無血，兒難轉身乎？夫胎之成，成於腎臟之精；而胎之養，養於五臟六腑之血。故血旺則子易生，血衰則子難產。所以臨產之前，宜用補血之藥，補血而血不能遽生，必更兼補氣以生之。然不可純補其氣也，恐陽過於旺，則血仍不足，偏勝之害，必有升而無降，亦難產之漸也。防微杜漸，其惟氣血兼補乎！使氣血並旺，則氣能推送，而血足以濟之。是汪洋之中，自不難轉身也，又何有膠滯之患乎！方用**送子丹**：

　　當歸（酒洗）　麥冬（去心）　生黃著各一兩　川芎三錢　熟地（九蒸）五錢

　　水煎服。二帖而生矣，且無橫生倒產之患，此補血、補氣之藥也。二者相較，補血之味多於補氣之品。蓋補氣止用黃著一味，其餘無非補血之品。血旺，氣得所養；氣

生，血得所依，胞胎潤澤，自然易產。譬如舟遇水淺之處，雖大用人力，終難推行。忽逢春水氾濫，舟自躍躍欲行；再得順風以送之，有不揚帆而迅行者乎！

交骨不開難產　五十七

妊婦有兒到產門，竟不能下，此危急存亡之時也。人以為胞胎先破，水乾不能滑利也，誰知是交骨不開之故乎？蓋產門之上，原有骨二塊，兩相鬥合，名曰「交骨」。未產之前，其骨自合，若天衣之無縫；臨產之際，其骨自開，如開門之見山。

婦人兒門之肉，原自斜生，皮亦橫長，實可寬可窄，可大可小者也。苟非交骨聯絡，則兒門必然大開，可以手入探取胞胎矣。此交骨為兒門之下關，實婦人鎖鑰之鍵。此骨不閉，則腸可直下；此骨不開，則兒難降生。然而交骨之能開能合者，氣血主之也。血旺而氣衰，則兒雖向下，而兒門不開；氣旺而血衰，則兒門可開，而兒難向下。是氣所以開交骨，血所以轉兒身也。欲生產之順利，非大補氣血不可。然交骨之閉甚易，而交骨之開甚難。臨產交骨不開者，多由於產前貪慾洩精太甚。精洩則氣血失生化之本，而大虧矣。氣血虧，則無以運潤於兒門，而交骨黏滯不開矣。

故欲交骨之開，必須於補氣補血之中，而加開骨之品。兩相合治，自無不開之患，不必催生而兒自迅下，母子俱無恙矣。方用「降子湯」：

當歸　柞木枝各一兩　人參　川芎各五錢　紅花一錢川牛膝三錢

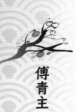

水煎服，一劑兒門必響亮一聲，交骨開解而兒乃降生矣。此方用人參以補氣，芎、歸以補血，紅花以活血，牛膝以降下，柞木枝以開關解骨，君臣佐使同心協力，所以取效如神，在用開於補之中也。

然單用柞木支，亦能開骨；但不補氣與血，恐開而難合，未免有下部中風之患；不若此方之能開能合之為神妙也。至於兒未臨門之時，萬不可先用柞木以開其門。然用降子湯亦正無妨，以其能補氣血耳。若欲單用柞木，必須候到門而後可。

腳手先下難產　五十八

妊婦生產之際，有腳先下而兒不得下者，有手先下而兒不得下者。人以為橫生倒產，至危之症也，誰知是氣血兩虛之故乎？夫兒在胞胎之中，兒身正坐，男面向後，女面向前；及至生時，頭必旋轉而向下生，此天地造化之奇，非人力所能勉強者。雖然先天與後天原並行而不悖，天機之動，必得人力以濟之。

所謂人力者，非產母用力之謂也，謂產母之氣與血耳。產母之氣血足，則胎必順；產母之氣血虧，則胎必逆。順則易生，逆則難產。氣血既虧，母身必弱，子在胞中亦必弱。胎弱無力，欲轉頭向下而不能，此胎之所以有腳手先下者也。當是之時，急用針刺兒之手足，則兒必痛而縮入，急用**轉天湯**以救順之：

人參　當歸（酒洗）各二兩　川芎一兩　川牛膝三錢
升麻四分　製附子一分

水煎服。一帖而兒轉身矣，再二帖自然順生。此方之

妙，用人參以補氣之虧，用芎、歸以補血之虧，人人皆知其義。若用升麻，又用牛膝、附子，恐人未識其妙也。蓋兒已身斜，非用提挈則頭不易轉；然轉其身，非用下行則身不易降。升麻、牛膝並用，而又用附子者，欲其無經不達，使氣血迅速以催生也。

氣逆難產　五十九

婦人有生產數日，而胎不下者，服催生之藥，皆不見效。人以為交骨之難開也，誰知是氣逆不行而然乎？夫交骨不開，固是難產；然兒頭到產門而不能下者，方是交骨不開之故，自當用開骨之劑。若兒頭尚未到產門，乃氣逆不行，兒身難轉，非交骨不開之故也。若開其交骨，則兒門大開，兒頭未轉而向下，必致變症非常，是兒門萬萬不可輕開也。

大凡生產之時，切忌坐草太早。若兒未轉頭，原難驟生，乃早於坐草，產婦見兒許久不下，未免心懷恐懼。恐則神怯，怯則氣下而不能升；氣既不升，則上焦閉塞，而氣乃逆矣。上氣既逆，而上焦必脹滿，而氣益難行。氣阻滯於上下之間，不利氣而徒催生，則氣愈逆而胎愈閉矣。治法但利其氣，兒自轉身而下矣。方用**舒其散**：

人參　當歸（酒洗）各一兩　白芍（酒炒）　川芎各五錢紫蘇梗三錢　牛膝二錢　陳皮一錢　柴胡八分　蔥白七寸

水煎服，一劑而逆氣轉，兒即下矣。此方利氣，而實補氣。蓋氣逆由於氣虛，氣虛易於恐懼，補其氣而恐懼自定。恐懼定，而氣逆者將莫知其何以定也，何必開交骨之多事乎哉！

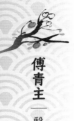

子死產門難產　六十

婦人有生產三四日，兒已到產門，交骨不開，兒不得下，子死而母未亡者。服開骨之藥不驗，當有死亡之危。今幸而不死者，正因其子死而胞胎下墜，子母離開，母氣已收，未至同子氣俱絕也。治但救其母，而不必顧其子矣。然死子在產門，塞其下口，有致母死之患。宜用推送之法，補血以生水，補氣以生血；使氣血兩旺，死子可出，而存母命也。倘徒用降子之劑以墜之，則死子未必下，而母氣先脫矣。非救援之善者也。山親見此等之症，常用救母丹活人頗多，故志之：

人參　川芎　益母草各一兩　當歸（酒洗）一兩　赤石脂一錢　荊芥穗（炒黑）三錢

水煎服。一帖而死子下矣。此方用芎、歸以補血，人參以補氣，氣旺血旺，則上能升而下能降，氣能推而血能送。況益母又善下死胎，石脂能下瘀血，自然一湧而出，無少阻滯矣。

子死腹中難產　六十一

婦人有生產六七日，胞衣已破而子不見下。人以為難產之故也，誰知是子已死於腹中乎？夫兒死於兒門之邊易辨，而死於腹中難識。蓋兒已到產門之邊，未死者頭必能伸能縮，已死者必然不動，即以手推之，亦必不動如故。若係未死，用手少拔其兒之髮，兒必退入，故曰易辨。若兒死在腹中何從而知之？然實有可辨而知之者，凡子死腹中而母可救者，產母之面必無煤黑之氣，是子死而母無死氣也。子死腹中而母難救，產母之面必有煙燻之氣，是子

死而母亦無生機也。以此辨死生，斷斷不爽也。

既知兒死腹中，不能用藥以降之，危道也；若用霸道以洩之，亦危道也。蓋生產至六七日，其母之氣必甚睏乏，烏能勝霸道之治！如用霸道以強逐其死子，恐死子下而母亦立亡矣。必須仍補其母，使母之氣血旺，而死子自下也。方用**療兒散**：

人參一兩　當歸（酒洗）二兩　川牛膝五錢　鬼臼（研）三錢　乳香（去油）二錢

水煎服。一帖死子下，而母生矣。凡兒之降生，必先轉其頭。原因其母氣血之虛，以致兒不能轉頭以向下。世人用催生之藥，以耗兒之氣血，則兒之氣不能通達，反致閉悶而死於腹中。

此實庸醫殺之也。所以難產之疾，斷斷不可用催生之藥，只宜補氣補血，以壯其母，而全活嬰兒之命，正無窮也。此方救兒死之母，仍大補氣血，所以救其本也；誰知救本，即所以催生哉！

正　　產

正產胞衣不下　六十二

產婦有兒已下地，而胞衣留滯於腹中，二三日不下，心煩意躁，時欲昏暈。人以為胞衣之蒂未斷也，誰知是血少乾枯，粘連於腹中乎？世人見胞衣不下，未免心懷疑懼，恐其沖之於心，而有死亡之兆。然而胞衣究何能上沖於心也？但胞衣不下，瘀血未免難行，恐有血暈之慮耳。

治法仍宜大補其氣血，使生血以送胞衣，則胞衣自然

潤滑，潤滑則易下生。氣以助生血，則血生自然迅速，尤易催墮也。方用送胞湯：

當歸（酒洗）二兩　益母草　乳香（不去油）　沒藥（不去油）各一兩　川芎五錢　荊芥穗（炒黑）三錢　麝香（研，另沖）五錢

水煎服，立下。此方以芎、歸補其氣血，以荊芥引血歸經，用益母、乳香等藥逐瘀而下胞衣。新血既生，則舊血難存；氣旺上升，而瘀濁自降，尚有留滯之苦哉？夫胞衣是包兒之一物，非依於子，即依於母，子生而不隨子俱下，以子之不可依也，故留滯於腹。若有回順其母之心，母胞雖已生子，而其蒂間之氣原未遽絕。所以留連欲脫而未脫，往往有存腹六七日不下，而竟不腐爛者，正以其尚有生氣也。

可見胞衣留腹不能殺人，補之而自降耳。或謂胞衣既有生氣，補氣補血，則胞衣亦宜堅牢，何以補之而反降也？不知子未下，補則益於子；子已下，補則益於母。益子而胞衣之氣連，益母而胞衣之氣脫。此胞胎之氣通則兩合，閉則兩開矣。故大補氣血，而胞衣反降也。

有婦人子下地五六日，而胞衣留於腹中，百計治之，竟不能下，而又絕無昏暈煩躁之狀。人以為瘀血之粘連也，誰知是氣虛不能推送乎？夫瘀血在腹，斷無不作祟之理，有則必然發暈。今安然無恙，是血已淨矣，血淨宜清氣升而濁氣降。今胞衣不下，是清氣下降而難升，遂至濁氣上浮而難降。然濁氣上升，又必有煩躁之病，今亦安然者，是清濁之氣兩不能生矣；然則補其氣，不無濁氣之上

升乎？不知清升而濁降者，一定之理，未有清升而濁亦升者也。苟能於補氣之中，仍分其清濁之氣，則升清正所以降濁也。方用**補中益氣湯**：

人參三錢　生黃蓍一兩　柴胡　升麻各三分　炙甘草一分　當歸五錢　白朮（土炒）　萊菔子（土炒）各五分　陳皮二分

水煎服，一劑而胞衣自下矣。夫補中益氣湯乃提氣之藥也，並非推送之劑，何以能降胞衣如此之速也？然而濁氣之不降者，由於清氣之不升也。提其氣則清升而濁降；濁氣降則腹中所存之物即無不隨濁氣而盡降，正不必再用推送之法也，況又加萊菔子數分，能理濁氣，不致兩相扞格，所以奏功之奇也。

正產氣虛血暈　六十三

婦人甫產兒後，忽然眼目昏花，嘔惡欲吐，中心無主，或神魂外越，恍若天上行雲。人以為惡血沖心之患也，誰知是氣虛欲脫而然乎？蓋新產之婦，血必盡傾，血室空虛，止存幾微之氣。倘其人陽氣素虛，不能生血；心中之血前已蔭胎，胎墮而心中之血亦隨胎而俱墮。心無血養，所賴者幾微之氣以固之耳。今氣又虛而欲脫而君心無護，所剩殘血欲奔回救主；而自非正血，不能歸經，內庭變亂，而成血暈之症矣。

治法必須大補氣血，斷不可單治血暈也。或疑血暈是熱血上沖，而更補其血，不癒助其上沖之勢乎？不知新血不生，舊血不散；補血以生新血，正活血以逐舊血也。然血有形之物，難以速生；氣乃無形之物，易於迅發。

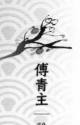

補氣以生血，尤易於補血以生血耳。方用**補氣解暈湯**：

人參　生黃耆　當歸（不酒洗）各一兩　黑芥穗三錢

薑炭一錢

水煎服，一帖而暈止，二帖而心定，三帖而血生，四帖而血旺，再不暈矣。此乃解暈之聖藥。用生耆以補氣，使氣壯而生血也，用當歸以補血，使血旺而養氣也。氣血兩旺，而心自定矣。

用荊芥、薑炭引血歸經，用薑炭以行瘀引陽，瘀血去而正血歸，不必解暈而暈自解矣。一方之中，藥止五味，而其奏功之奇而大如此，其神矣乎！

正產血暈不語　六十四

產婦有子方下地，即昏暈不語，此氣血兩脫也，本在不救。然救之得法，亦有能生者。山得岐天師秘訣，何敢隱而不宣乎！當斯之時，急用銀針刺其眉心，得血出則語矣。然後以人參一兩煎湯灌之，無不生者。即用黃耆二兩、當歸一兩，名「當歸補血湯」。煎湯一碗灌之，亦得生；萬不可於二方之中，輕加附子。

蓋附子無經不達，反引氣血之藥，走而不守，不能專注於胞胎；不若人參、歸、耆直救其氣血之絕聚而不散也。蓋產婦昏暈，全是血室空虛，無心養心，以致昏暈。舌為心之苗；心既無主，而舌又安能出聲耶？夫眉心之穴，上通於腦，下通於舌，而其系則連於心。刺其眉心，則腦與舌俱通，而心之清氣上升，則瘀血自然下降矣。然後以參、耆、當歸之能補氣生血者，煎湯灌之，則氣與血

接續，又何至於死亡乎！雖單用參、蓍、當歸，亦有能生者，然終不若先刺眉心之為更妙。

世人但知灸眉心之法，不知刺更勝於灸。蓋灸法緩而刺法急，緩則難於救絕，急則易於回生。所謂「急則治其標，緩則治其本」者，此也。

正產敗血攻心暈狂　六十五

婦人有產後二三日，發熱，惡露不行，敗血攻心，狂言呼叫，甚欲奔走，拿提不定。人以為邪熱在胃之過，誰知是血虛心不得養而然乎？夫產後之血，盡隨胞胎而外越，則血室空虛，臟腑皆無血養。只有心中之血尚存幾微，以護心君；而臟腑失其所養，皆欲取給於心，心包為心君之宰相，攔絕各臟腑之氣，不許入心，始得心神安靜。是護心者，全藉心包之力也。使心包亦虛，不能障心，而各臟腑之氣遂直入於心，以分取乎心血。心包情急，既不能內顧其君，又不能外禦乎眾；於是大聲疾呼，號鳴勤王，而其跡象反近於狂悖，有無可如何之勢。故病狀似熱而實非熱也。

治法須大補心中之血，使各臟腑分取以自養，不得再擾乎心君，則心君泰然而心包亦安矣。方用**安心湯**：

當歸二兩　川芎一兩　生地（炒）　丹皮（炒）各五錢
生蒲黃二錢　乾荷葉一片

水煎服，一帖而狂定，惡露亦下矣。此方用芎、歸以養血，何以又用生地、丹皮之涼血？似非產後所宜。不知惡露所以奔心，原因虛熱相犯，於補中涼之，而涼不為害，況益之以荷葉，七竅相通，引邪外出。不惟內不害

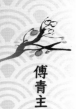

心，且佐蒲黃以分解乎惡露也。但只可暫用以定狂，不可多用以取咎也。謹之！慎之！

正產腸下　六十六

產婦腸下，亦危症也。人以為兒門不關之故，誰知是氣虛下陷，而不能收乎？夫氣虛下陷，自宜用升提之藥以提其氣。然新產之婦，恐有瘀血在腹，一旦提氣，並瘀血升騰於上，則沖心之患又恐變出非常，是氣又不可竟提也。氣既不可竟提，而氣又下陷，將用何法以治之哉！

蓋氣之下陷者，因氣之虛也，但補其氣則氣旺，而腸自升舉矣。惟是補氣之藥少，則氣力薄而難以上升，必須以多為貴，則陽旺力強，斷不能降而不升矣。方用**補氣升腸飲**：

人參（去蘆）　生黃蓍　當歸（酒洗）各一兩　白朮（土炒）五錢　川芎（酒洗）三錢　升麻一分

水煎服，一帖而腸升矣。此方純於補氣，全不去升腸，即如用升麻一分，亦不過引氣而升耳。蓋升麻之為用，少則氣升，多則血升也，不可不知。又方用蓖麻仁四十九粒，搗塗頂心以提之，腸升即刻洗去，時久則恐吐血，此亦升腸之一法也。

產　　後

產後少腹疼　六十七

婦人產後少腹疼痛，甚則結成一塊，按之愈疼。人以為兒枕之疼也，誰知是瘀血作祟乎？大兒枕者，前人謂兒頭枕之物也。兒枕之不疼，豈兒生不枕而反疼，是非兒枕

可知矣。既非兒枕，何故作疼？乃是瘀血未散，結作成團而作疼耳。

凡此等症，多是壯健之婦，血有餘而非血不足也，似乎可用破血之藥。然血活則瘀自除，血結則瘀作祟，若不補血而反敗血，雖瘀血可消，畢竟耗損難免。不若於補血之中，以行逐瘀之法，則氣血不耗而瘀亦盡消矣。方用**散結定疼湯**：

當歸（酒洗）一兩　川芎（酒洗）五錢　丹皮（炒）　黑芥穗各二錢　益母草三錢　乳香（去油）一錢　山楂（炒黑）十粒　桃仁（泡，去皮尖，炒研）七粒

水煎服，一帖而疼止而癒，不必再服也。此方逐瘀於補血之中，消塊於生血之內，妙在不專攻疼病而疼病止。彼世人一見兒枕之疼，動用元胡、蘇木、蒲黃、五靈脂之類以化塊又何足論哉！

婦人產後少腹疼痛，按之即止。人亦以為兒枕之疼也，誰知是血虛而然乎？夫產後亡血過多，血室空虛，原能腹疼，十婦九然。但疼有虛實之分，不可不辨。如糟糟觸體光景，是虛疼而非實疼也。大凡虛痛宜補，而產後之虛疼尤宜補焉。

惟是血虛之疼，必須用補血之藥，而補血之味多是潤滑之品，恐與大腸不無相礙。然產後血虛，腸多乾燥，潤滑正相宜也，何礙之有？方用**腸寧湯**：

當歸（酒洗）　熟地（九蒸）各一兩　人參　麥冬（去心）　山藥（炒）　阿膠（蛤粉炒）各三錢　續斷　甘草各一錢　肉桂（去粗研）二分

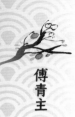

水煎服，一帖而疼輕，二帖而疼止，多服更宜。此方補氣補血之藥也，然補氣而無太鬱之憂，補血而無太滯之患，氣血既生，不必止疼而疼自止矣。

產後氣喘　六十八

婦人產後氣喘，最是大危之症。苟不急治，立刻死亡。人只知是氣血之虛也，誰知是氣血兩脫乎？夫既氣血兩脫，人將立死，何又能作喘？

然此血將脫，而氣猶未脫也；血將脫而氣欲挽之，而反上喘。如人救溺，援之而力不勝，又不肯自安於不救，乃召號同志以求助，故呼聲而喘作。其症雖危而可救處，正在能作喘也。

蓋肺主氣，喘則肺氣似盛而實衰。當是之時，血將脫而萬難驟生，望肺氣之相救甚急，若赤子之望慈母。然而肺因血失，止存幾微之氣，自顧尚且不暇，又何能提挈乎血！氣不與血俱脫者幾希矣，是救血必須補氣也。方用**救脫活母湯**：

人參二兩　當歸（酒洗）　熟地（九蒸）　麥冬（去心）各一兩　枸杞子　山茱萸（蒸去核）各五錢　黑芥穗　阿膠（蛤粉炒）各二錢　肉桂（去粗研）一錢

水煎服，一帖而喘輕，二帖而喘減，三帖而喘定，四帖而全癒矣。此方用人參以接續元陽，然徒補其氣而不補其血，則陽燥而狂。雖回生於一時，亦旋得旋失之道。即補血而不補其肝腎之精，則本源不固，陽氣又安得而續乎！所以又用熟地、山茱萸、枸杞子之類，以大補其肝腎之精，而後大益其肺氣則肺氣健旺，升提有力矣。

特慮新產之後，用補陰之藥，膩滯不行，又加肉桂以補命門之火。使火氣有根，助人參以生氣，且能運化地黃之類以化精生血。若過於助陽，萬一血隨陽動，瘀而上行，亦非保全之策，更加荊芥以引血歸經，則肺氣安而喘速定。治幾其神乎！

產後惡寒身顫　六十九

婦人產後惡寒噁心，身體顫，發熱作渴。人以為產後傷寒也，誰知是氣血兩虛，正不敵邪而然乎？大凡人之氣不虛，則邪斷難入。

產婦失血既多，則氣必大虛。氣虛則皮毛無衛，邪原易入，正不必戶外之風來襲體也。即一舉一動，風即可乘虛而入之。

然產後之婦，風易入而亦易出。凡有外邪之感，俱不必祛風，況產婦之惡寒者，寒由內生也；發熱者，熱由內弱也；身顫者，顫由氣虛也。

治其內寒，而外寒自散。治其內弱，而外熱自解，壯其元陽，而身顫自除。方用**十全大補湯**：

人參　白朮（土炒）　茯苓（去皮）　當歸（酒洗）各三錢　甘草（炙）　川芎（酒洗）　肉桂（去粗研）各一錢　熟地（九蒸）五錢　白芍（酒炒）二錢　生黃耆一兩

水煎服，一帖而諸病悉癒。此方但補氣與血之虛，而不去散風與邪之實，正以正足而邪自除也。況原無邪氣乎！所以奏功之捷也。

產後噁心嘔吐　七十

婦人產後噁心欲嘔，時而作吐。人皆曰胃氣之寒也，

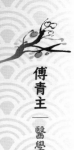

誰知是腎氣之寒乎？夫胃為腎之關，胃之氣寒，則胃氣不能行於腎之中；腎之氣寒，則腎氣亦不能行於胃之內。是腎與胃不可分而兩之也。惟是產後失血過多，必致腎水乾涸。腎水涸，應腎火上炎，當不至胃有寒冷之虞，何故腎寒而胃亦寒乎？蓋新產之餘，水乃遽然涸去，虛火尚不能生。火既不生，而寒之象自現。

治法宜補其腎中之火，然火無水濟，則火在水上，未必不成火動陰虛之症。必須於水中補火，腎中溫胃，而後腎無太熱之患，胃有既濟之歡也。方用**溫腎止嘔湯**：

熟地（九蒸）　山茱萸（蒸，去核）各五錢　巴戟天（鹽水浸）　白朮（土炒）各一兩　人參三錢　炮薑一錢　茯苓（去皮）二錢　白荳蔻（研）一粒　橘紅（薑汁洗）五分

水煎服，一帖而嘔吐止，二帖而不再發，四帖而痊癒矣。此方補腎之藥，多於治胃之品，然而治腎仍是治胃也。所以腎氣升騰而胃寒自解，不必用大熱之劑溫胃而去寒也。

產後血崩　七十一

少婦產後半月，血崩昏暈，目見鬼神。人皆曰惡血沖心也，誰知是不慎房幃之過乎！

夫產後業逾半月，雖不比初產之二三日，而氣血初生，尚未全復。即血路已淨，而胞胎之損傷未痊，斷不可輕於一試，以重傷其門戶。無奈少嬌之婦，氣血初復，不知慎養，慾心大動，貪合圖歡，以致血崩昏暈，目見鬼神。是心腎兩傷，不特胞胎門戶已也。明明是既犯色戒，又加酣戰，以致大洩其精。

精洩而神亦隨之而欲脫，此等之症，乃自作之孽，多不可活，然於不可活之中，而思一急救之法，捨大補其氣與血，別無良法也。方用**救敗求生湯**：

人參　當歸（酒洗）　白朮（土炒）各二兩　熟地（九蒸）一兩　山茱萸（蒸）　山藥（炒）　棗仁（生用）各五錢　附子（自製）二分或一錢

水煎服，一帖而神定，二帖而暈止，三帖而血亦止矣。倘一服見效，連服三四天，減去一半，再服十帖，可慶更生。此方補氣以回元陽於無何有之鄉，陽回而氣回，自可攝血以歸神，生精而續命矣。

產後手傷胞胎淋漓不止　七十二

婦人有生產之時，被穩婆手入產門，損傷胞胎，因而淋漓不止，欲少忍須臾而不能。人謂胞破不能再補也，孰知不然。夫破傷皮膚，尚可完補，豈破在腹內者獨不可治療！或謂破在外，可用藥外治以生皮膚；破在內，雖有靈膏無可救補。

然破之在內者，外治雖無可施力，安必內治不可奏功乎？試思瘡傷之毒，大有缺陷，尚可服藥，以生肌肉。此不過收生不謹，小有所損，並無惡意，何難補其缺陷也！方用**完胞飲**：

人參　當歸（酒洗）各一兩　白朮（土炒）十兩　茯苓（去皮）　益母草各三錢　生黃蓍　川芎各五錢　紅花　白及末各一錢　桃仁（泡，炒，研）十粒

用豬、羊胞一個，先煎湯，後煎藥，飢服，十帖痊癒。夫胞損宜用補胞之藥，何以反用補氣血之藥也？蓋生

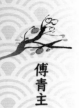

產本不可手探試，而穩婆竟以手探胞胎，以致傷損，則難產必矣。

難產者，因氣血之虛也。產後大傷氣血，是虛而又虛矣。因虛而損，復因損而更虛。若不補其氣與血，而胞胎之破何以奏功乎？今之大補其氣血者，不啻飢而與之食，渴而與之飲也。則精神大長，氣血再造而胞胎何難不完乎！所以旬日之內便成功也。

產後四肢浮腫　七十三

產後四肢浮腫，寒熱往來，氣喘咳嗽，胸膈不利，口吐酸水，兩脅疼痛。人皆曰敗血流於經絡滲於四肢，以致氣逆也，誰知是肝腎兩虛，陰不得出之陽乎？夫產後之婦，氣血大虧，自然腎水足，腎火沸騰。然水不足，則不能養肝，而肝木大燥，木中乏津，木燥火發，腎火有黨，子母兩焚，火焰直衝而上剋肺金，金受火刑，力難制肝，而咳嗽喘滿之病生焉。肝火既旺，而下剋脾土，土受木刑，力難制水，而四肢浮腫之病出焉。然而肝木之火旺，乃假象而非真旺也。

假旺之氣若盛而實不足，故時而熱，時而寒，往來無定，乃隨氣之盛衰以為寒熱。而寒非真寒，熱亦非真熱，是以氣逆於胸膈之間而不舒耳！兩脅者，肝之部位也，酸者，肝之氣味也。吐酸，脅疼痛，皆肝虛而腎不能榮之象也。

治法宜補血以養肝，補精以生血，精血足而氣自順，而寒熱、咳嗽浮腫之病悉退矣。方用**轉氣湯**：

人參　茯苓（去皮）　白朮（土炒）　山茱萸（蒸）

芡實（炒）各三錢　當歸（酒洗）　白芍（酒炒）　山藥（炒）各五錢　熟地（九蒸）一兩　補骨脂（鹽水炒）一錢　柴胡五分

水煎服，三帖效，十帖痊。此方皆是補血補精之品，何以名為「轉氣」耶？不知氣逆由於氣虛，乃是肝腎之氣虛也。補肝腎之精血，即所以補肝腎之氣也。蓋虛則逆，旺則順，是補即轉也。氣轉而各症盡癒，陰出之陽，則陰陽無格之虞矣。

產後肉線出　七十四

婦人有產後水道中出肉線一條，長二三尺，動之則疼痛欲絕。人以為胞胎之下墜也，誰知是帶脈之虛脫乎？夫帶脈束於任督之間，任脈前而督脈後。二脈有力，則帶脈堅牢，二脈無力，則帶脈崩墜。

產後亡血過多，無血以養任督而帶脈崩墜，力難升舉，故隨溺而墮下也。帶脈下垂，每每作痛於腰臍之間，況下墜者而出於產門之外，其失於關鍵也更甚，安得不疼痛欲絕乎！方用**兩收湯**：

人參　山藥（炒）各一兩　白朮（土炒）　熟地（九蒸）各二兩　川芎（酒洗）　巴戟天（鹽水浸）各三錢　山茱萸（蒸）四錢　芡實（炒）　扁豆（炒）　杜仲（炒黑）各五錢　白果（搗碎）十粒

水煎服，一帖而收半，二帖而全收矣。此方補任督而仍補腰臍，蓋以任督連於腰臍也。補任督而不補腰臍，則任督無助，而帶脈何以升舉？惟兩補之，則任督得腰臍之助，帶脈亦得任督之力而收矣。

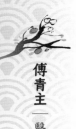

產後肝痿 七十五

婦人產後陰戶中垂下一物，其形如帕，或有角，或二岐。人以為產頹也，誰知是肝痿之故乎？夫產後何以成肝痿也？蓋因產前勞役過傷，又觸動怪怒，以致肝不藏血，血亡過多，故肝之脂膜隨血崩墜，其形似子宮，而實非子宮也。若是子宮之下墜，狀如茄子，只到產門而不能越出於產門之外。唯肝之脂膜，往往出產門外者至六七寸許，且有粘席於落一片如手掌大者。如是子宮墜落，人立死矣，又安得能復生乎！

治法宜大補其氣與血，而少加升提之品，則肝氣旺而易生，肝血旺而易養。肝得生養之力，而脂膜自收。方用**收膜湯**：

生黃著一兩　人參　白朮（土炒）　白芍（酒炒焦）各五錢　當歸（酒洗）三錢　升麻一錢

水煎服，一帖即收矣。或疑產後禁用白芍，恐伐生氣之源，何以頻用之而奏功也？而未讀仲景之書者。嗟乎！白芍之在產後不可頻用者，恐其收斂乎瘀也，而謂伐生氣之源，則誤矣。況病之在肝者，尤不可以不用。且用之於大補氣血之中，在芍藥亦忘其為酸收矣，又何能少有作祟者乎！矧脂膜下墜，正借酸收之力，助升麻以提升氣血，所以奏功之捷也。

產後氣血兩虛乳汁不下 七十六

婦人產後絕無點滴之乳。人以為乳管之閉也，誰知是氣與血之兩涸乎！夫乳乃氣血之所化而成也，無血固不能生乳汁，無氣亦不能生乳汁，然二者之中，血之化乳又不

若氣之所化為尤速。

新產之婦血已大虧，血本自顧不暇，又何能以化乳？乳全賴氣之力，以行血而化之也。今產後數日，而乳不下點滴之汁，其血少氣衰可知。氣旺則乳汁旺，氣衰則乳汁衰，氣涸則乳汁亦涸，必然之熱也。世人不知大補氣血之妙，而一味通乳，豈知無氣則乳無以化，無血則乳無以生，不幾向飢人而乞食，貧人而索金乎！

治法宜補氣以生血，而乳汁自下，不必利竅以通乳也。方名**通乳丹**：

人參　生黃蓍各一兩　當歸（酒洗）二兩　麥冬（去心）五錢　木通　桔梗各三分　七孔豬蹄（去爪殼）二個

水煎服，二劑而乳如泉湧矣。此方專補氣血以生乳汁，正以乳生於氣血也，產後氣血涸而無乳，非乳管之閉而無乳者可比。

不去通乳而名「通乳丹」，亦因服之乳通而名之。今不通乳而乳生，即名「生乳丹」亦可。

產後鬱結乳汁不通　七十七

少壯之婦於生產之後，或聞丈夫之嫌，或聽翁姑之誶，遂致兩乳脹滿疼痛，乳汁不通。人以為陽明之火熱也，誰知是肝氣之鬱結乎？夫陽明屬胃，乃多氣多血之府也。乳汁之化，原屬陽明。

然陽明屬土，壯婦產後雖云亡血，而陽明之氣實未盡衰，必得肝木之氣以相通，始能化成乳汁，未可全責之陽明也。

蓋乳汁之化，全在氣而不在血。今產後數日，宜其有

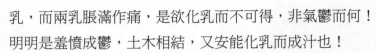

乳，而兩乳脹滿作痛，是欲化乳而不可得，非氣鬱而何！明明是羞憤成鬱，土木相結，又安能化乳而成汁也！

治法宜大舒其肝木之氣，而陽明之氣血自通，而乳亦通矣，不必專去通乳也。方用**通肝生乳湯**：

白芍（醋炒）　當歸（酒洗）　白朮（土炒）　麥冬（去心）各五錢　甘草　熟地各三分　通草　柴胡　遠志各一錢

水煎服，一劑即通，不必再服也。

產後編上卷共四十三症

產後總論

　　凡病起於血氣之衰，脾胃之虛，而產後尤甚。是以丹溪先生論產後必大補氣血為先，雖有他症，以末治之，斯言盡治產之大旨。若能擴充立方，則治產可無過矣。夫產後憂驚、勞倦，氣血暴虛，諸症乘虛易入。如有氣毋專耗散，有食毋專消導；熱不可用芩、連；寒不可用桂、附。寒則血塊停滯，熱則新血崩流。至若中虛外感，見三陽表證之多似可汗也，在產後而用麻黃則重竭其陽；見三陰裡證之多似可下也，在產後而用承氣，則重亡陰血。

　　耳聾、脅痛乃腎虛惡露之停，休用柴胡；譫語、出汗乃元弱似邪之症，非同胃實。厥由陽氣之衰，無分寒熱，非大補不能回陽而起弱。痙因陰血之虧，不論剛柔，非滋榮不能舒筋而活絡。乍寒乍熱發作無期，症似瘧也，若以瘧治，遷延難瘥。言論無倫，神不守舍，病似邪也，若以邪治，危亡可待。

　　去血過多而大便燥結，肉蓯蓉加於生化，非潤腸承氣之能通。去汗過多而小便短澀，六君子備加參、耆，必生津助液之可利。加參生化湯頻服，救產後之危；長生活命丹屢用蘇絕穀之人。

　　疝脫肛多是氣虛下陷，補中益氣之方；口噤拳攣乃因血燥類風加參生化之劑；產戶入風而痛甚宜服羌活養榮

湯；玉門傷涼而不閉宜洗嘛兒硫黃散；怔忡驚悸，生化湯加以定志；似邪恍惚，安神丸助以歸脾；因氣而悶滿、虛煩，生化湯加木香為佐；因食而噯酸、惡食，六君子加神麴、麥芽為良。蘇木、莪朮大能破血；青皮、枳殼最消滿脹。一應耗氣破血之劑，汗、吐、宣、下之法，止可施諸壯實，豈宜用於胎產。

大抵新產後先問惡露如何？塊痛未除，不可遽加參、朮；腹中痛止，補中益氣無疑。至若亡陽脫汗，氣虛喘促，頻服加參生化湯是從權也。又如亡陰火熱，血崩厥暈，速煎生化原方是救急也。

王太僕云：「治下補下治以急。」緩則道路達而力微，急則氣味厚而力重。故治產當遵丹溪而固本，服法宜效太僕以頻加。

凡付生死之重奇，須著意如極危；欲求俯仰之無虧，用存心於愛物。此雖未盡產症之詳，然所聞一症皆援近鄉治驗為據，亦未必無小補云。

產前、後方症宜忌

正產

正產者有腹或痛或止腰脅痠痛，或勢急而胞未破，名弄胎，服八珍湯加香附自安。有胞破數日而痛倘緩，亦服上藥俟之。

傷產

傷產者胎未足月有所傷動，或腹痛臍痛，或服催生藥太早，或產母努力太過，逼兒錯路，不能正產。故臨月必

舉動從容，不可多睡、飽食、飲酒，但覺腹中動轉即正身仰臥，待兒轉順，與其臨時費力，不如先時慎重。

調產

調產者，產母臨月擇穩婆、辦器用、備參藥。產時不可多人喧鬧，二人扶身或憑物站，心煩用滾水調白蜜一匙，獨活湯更妙，或飢服米粥少許，勿令飢渴。有生息未順者，只說有雙胎，或胎衣不下，勿令產母驚恐。

催生

催生者，因坐草太早，睏倦難產，用八珍湯稍佐以香附、乳香以助血氣。胞衣早破，漿血已乾，亦用八珍湯。

熱產

熱產者，暑月宜溫涼得宜，若產室人眾，熱氣蒸逼，致頭痛、面赤、昏暈等症。宜飲清水少許以解之。然風、雨、陰涼亦當避之。

凍產

凍產者，天寒血氣凝滯，不能速生。故衣裳宜厚，產室宜暖，背心下體尤要。

橫產

橫產者，兒居母腹，頭上足下，產時則頭向下，產母若用力逼之，胎轉至半而橫。當令產母安然仰臥，令其自順。穩婆以中指挾其肩，勿使臍帶羈絆，用催生藥努力即生。

當歸　紫蘇各三錢　長流水煎服即下。

一方用好京墨磨服之即下。

一方用敗筆頭一個，火煅，以藕節自然汁調服即下。

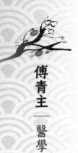

一方用益母草六兩，濃煎，加童便一大杯調服即下。

盤腸產

盤腸產者，產則子腸先出，然後生子。其腸或未即收，以蓖麻子四十九粒，研碎塗頭上，腸收急急洗去，遲則有害。又方止用四十粒，去皮研為膏，塗頂中，收即拭之。如腸燥，以磨刀水潤之，再用磁石煎湯服之，須陰陽家用過有驗者。

難產

難產者，交骨不開，不能生產也。服加味芎歸湯良久即下。

小川芎　當歸各一兩　敗龜板（酒炙）一個　婦人髮灰（須用生過男女者，為末）一握

水一鍾，煎七分服。

死產

死產者，子死腹中也。驗母舌青黑，其胎已死。先用平胃散一服，酒水各一鍾，煎八分，投朴硝煎服即下，用童便亦好，後用補劑調理。

下胞

胞衣不下，用滾酒送下失笑散一劑，或益母丸，或生化湯送鹿角灰一錢，或以產母髮入口作吐，胞衣即出。有氣虛不能送出者，腹必脹痛，單用**生化湯**：

全當歸一兩　川芎三錢　白术　香附各一錢　加人參三錢更妙

水煎服。

一方用蓖麻子二兩，雄黃二錢，研膏塗湧泉穴，衣下

即速洗去。

平胃散：

南蒼朮（米泔水浸炒）　厚朴（薑炒）　陳皮　炙甘草
各二錢

共為粗末，或水煎，或酒煎，煎成時加朴硝二錢，再
煎一二沸，溫服。

失笑散：

五靈脂　蒲黃　俱研為細末，每服三錢，熱酒下。

斷臍

斷臍必以綿裹，咬斷為妙。如遇天寒，或因難產，
母、子勞倦，宜以大麻油紙燃，徐徐燒斷，以助元氣。雖
兒已死，令暖氣入臍多得生，切勿以刀斷之。

滑胎散：

臨月常服數劑，以便易生。

當歸三、五錢　川芎五、七錢　杜仲二錢　熟地三錢
枳實七分　山藥二錢

水二鍾，煎八分，食前溫服。如氣體虛弱人，加人
參、白朮隨宜服之；如便實多滯者，加牛膝二錢。

治產秘驗方：

治橫生逆產至數日不下，一服即下。有未足月，忽然
胎動，一服即安。或臨月先一服，保護無慮。更能治胎死
腹中及小產傷胎無乳者，一服即如原體。

全當歸　川芎各一錢五分　川貝母（去心）一錢　荊芥
穗　黃耆各八分　厚朴（薑炒）　蘄艾　紅花各七分　菟絲
子　白芍（冬月不用）各一錢二分　枳殼（麵炒）六分　羌活

（麵炒）六分　甘草五分

上十三味，只用十二味，不可加減。安胎去紅花；催生去蘄艾。用井水鍾半，薑三片為引，熱服。渣用水一鍾煎半鍾，熱服。如不好，再用水一鍾，煎半鍾服之即效，不用二劑。

催生兔腦丸治橫生、逆生神效：

臘月兔腦髓一個　母丁香一個　乳香（另研）一錢　麝香一分

兔腦為丸，芡實大。陰乾、密封，用時以溫酒送下一丸。

奪命丹：

臨產未產時，目反、口噤，面黑唇青，口中吐沫，命在須臾，若臉面微紅，子死母活，急用：

蛇退　蠶故子（燒灰不存性）　髮灰各一錢　乳香五分

共為細末，酒下。

加味芎歸湯治子宮不收，產門不閉。

人參　當歸各二錢　黃耆　川芎各一錢　五味十五粒升麻八分　炙甘草四分　再不收，加半夏　白芍（酒炒）各八分

新產治法

生化湯先連進二服。若胎前素弱，婦人見危證、熱證、墮胎，不可拘貼數，服至病退乃止。若產時勞甚，血崩、形脫，即加人參三四錢在內，頻服無虞。若氣促亦加人參。加參於生化湯者，血塊無滯，不可以參為補而勿用也。有治產不用當歸者，見偏之甚。

此方處置萬全，必無一失。世以四物湯治產，地黃性寒滯血。芍藥微酸無補，伐傷生氣，誤甚。

產後用藥十誤

一因氣不舒而誤用耗氣、順氣等藥，反增飽悶，陳皮用至五分，禁枳實、厚朴。

二因傷氣而誤用消導，反損胃氣至絕穀，禁枳殼、大黃、蓬、棱、麴、朴。

三因身熱而誤用寒涼，必致損胃增熱，禁芩、連、栀、柏、升、柴。

四因日內未曾服生化湯，勿用參、蓍、尤，以致塊痛不消。

五毋用地黃以滯惡露。

六毋用枳殼、牛膝、枳實以消塊。

七便秘毋用大黃、芒硝。

八毋用蘇木、棱、蓬以行塊，芍藥能伐氣不可用。

九毋用山楂湯以攻塊、定痛而反損新血。

十毋輕服濟坤丹以下胎、下胞。

產後危疾諸症，當頻服生化湯，隨症加減，照依方論。

產後寒熱

凡新產後，榮衛俱虛，易發寒熱、身痛、腹痛，決不可妄投發散之劑。當用生化湯為主，稍佐發散之藥。產後脾虛，易於停食，以致身熱。世人見有身熱，便以為外感，遽然發汗，速亡甚矣。當於生化湯中加扶脾消食之藥。大抵產後先宜補血，次補氣。若偏補氣而專用參、

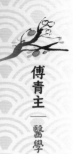

菁，非善也。產後補虛，用參、菁、芎、歸、白朮、陳皮、炙甘草；熱輕則用茯苓淡滲之藥，其熱自除，重則加乾薑。或云大熱而用薑何也？曰：此熱非有餘之熱，乃陰虛內生熱耳。蓋乾薑能入肺分利肺氣，又能入肝分引眾藥生血，然必與陰血藥同用之。產後惡寒、發熱、腹痛者，當主惡血。若腹不痛，非惡血也。

產後寒熱、口眼喎斜，此乃氣血虛甚，以大補為主。左手脈不足，補血藥多於補氣藥。右手脈不足，補氣藥多於補血藥。切不可用小續命湯等發劑之藥。

胎前患傷寒、疫症、瘧疾、墮胎等症

胎前或患傷寒、疫症、瘧疾，熱久必致墮胎，墮後愈增熱，因熱消陰血而又繼產失血故也。治者甚勿妄論傷寒、瘧疫末除，誤投梔子豉湯，柴、芩、連、柏等藥。雖或往來潮熱，大小便秘，五苓、承氣等藥斷不可用，只重產輕邪，大補氣血，頻服生化湯。如形脫、氣脫，如生脈散以防血暈。蓋川芎味辛能散，乾薑能除虛火。雖有便秘，煩渴等症，只多眼生化湯，自津液生而二便通矣。若熱用寒劑，愈虛中氣，誤甚。

產後諸症治法

血塊　第一

此症勿拘古方，妄用蘇木、蓬、棱以輕人命。其一應散血方、破血藥俱禁用。雖山楂性緩亦能害命，不可擅用，惟生化湯係血塊聖藥也。

　生化湯原方：

當歸八錢　川芎三錢　桃仁（去皮尖，研）十四粒　黑薑五分　炙甘草五分

用黃酒、童便各半煎服。

又益母丸、鹿角灰就用生化湯送下一錢，外用烘熱衣服暖和塊痛處，雖大暑亦要和暖。塊痛處有氣不運而暈、迷、厥，切不可妄說惡血搶心，只服生化湯為妙。俗有生地、牛膝行血，三棱、蓬朮敗血，山楂、沙糖消塊，蘄艾、椒酒定痛，反致昏暈等症，切不可妄用。二、三、四日內，覺痛減可揉，乃虛痛也，宜加參生化湯。如七日內，或因寒涼食物結塊痛甚者，加入肉桂八分於生化湯內。如血塊未消，不可加參、蓍，用之則痛不止。

總之，慎勿用峻利藥，勿多飲薑、椒、艾、酒。頻服生化湯行氣助血，外用熱衣以暖腹。如用紅花以行之，蘇木、牛膝以攻之則誤。其胎氣脹用烏藥、香附以順之，枳殼、厚朴以舒之，甚有青皮、枳實、蘇子以下氣定喘，芩、連、梔子、黃柏以退熱除煩；至於血結更甚，反用承氣湯下之而愈結；汗多小便短澀，反用五苓散通之而愈秘，非徒無益而又害之也。

凡兒生下，或停血不下，半月外尚痛，或外加腫毒高寸許，或身熱減飲食倦甚，必用生化湯加三棱、蓬朮、肉桂等攻補兼治，其塊自消。如虛甚食少洩瀉，只服此帖定痛且健脾胃，進食止瀉，然後服消塊湯。

加味生化湯治血塊日久不消，半月後方可用之。

川芎一錢　當歸三錢　黑薑四分　桃仁十五粒　三棱（醋炒）六分　元胡　肉桂各六分　炙甘草四分

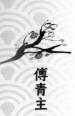

血暈　第二

分娩之後眼見黑花，頭眩昏暈，不省人事者，一因勞倦甚而氣竭神昏；二因大脫血而氣欲絕；三因痰火乘虛泛上而神不守；當急服生化湯二三帖，外用韭菜細切，納有嘴瓶中，用滾醋二鍾，沖入瓶內，急沖於產母鼻中即醒。若偏信古方，認為惡血搶心而輕用散血之劑；認為痰火而用無補消降之方，誤甚矣。如暈厥牙關緊閉，速煎生化湯，挖開口將鵝毛探喉，酒盞盛而灌之。如灌下腹中漸溫暖，不可拘帖數，外用熱手在單衣上從心揉按至腹，常熱火暖之一二時，服生化湯四帖完即神清。始少緩藥方進粥，服至十服而安。故犯此者，連灌藥、火暖，不可棄而不救。若在冬月，婦人身欠暖，亦有大害。臨產時必予煎生化湯，予燒秤錘、硬石子，候兒下地，連服二三帖。又產婦枕邊行醋韭投醋瓶之法，決無暈症。又兒生時，合家不可喜子而慢母；產母不可顧子而忘倦，又不可產訖即臥，或忿怒逆氣，皆致血暈。慎之慎之！

加味生化湯治產後三等血暈症

川芎三錢　當歸六錢　黑薑四分　桃仁十粒　炙甘草五分　荊芥（炒黑）四分　大棗

水煎服。

勞倦甚而暈及血崩氣脫而暈並宜速灌兩服。如形色脫或汗出而脫皆急服一帖，即加人參三四錢，一加肉桂四分，決不可疑參為補而緩服。痰火乘虛泛上而暈，方內加橘紅四分，虛甚加人參二錢；肥人多痰再加竹瀝七分，薑汁少許，總不可用棱、朮破血等方。其血塊痛甚，兼送益

母丸或鹿角灰，或元胡散，或獨勝散，上消血塊方服一服即效，不必易方，從權救急。

加參生化湯治產後形色脫暈或汗多脫暈

人參三錢，有備加至五錢者　川芎二錢　當歸五錢　炙甘草四分　桃仁十粒　炮薑四分　大棗

水煎服。

脈脫、形脫將絕之證，必服此方加參四五錢，頻頻灌之。產後血崩、血暈兼汗多宜服此方。無汗不脫只服本方不必加參。左尺脈脫亦加參。此方治產後危急諸症可通用，一晝一夜必須服三四帖。若照常症服，豈能接將絕之氣血，扶危急之變症耶！產後一二日，血塊痛雖未止，產婦氣血虛脫，或暈、或厥、或汗多、或形脫，口氣漸涼，煩渴不止，或氣喘急，無論塊痛，從權用加參生化湯，病勢稍退，又當減參，且服**生化湯**。

【加減法】血塊痛甚加肉桂七分；渴加麥冬一錢、五味十粒；汗多加麻黃根一錢；如血塊不痛加炙黃蓍一錢，以止汗；傷飯食、麵食加炒神麴一錢、麥芽五分，炒；傷肉食加山楂五個、砂仁四錢，炒。

厥證　第三

婦人產有用力過多，勞倦傷脾，故逆冷而厥，氣上胸滿，脈去形脫，非大補不可，豈錢數川芎、當歸能回陽復神乎？必用加參生化湯倍參進二劑則氣血旺而神自生矣，厥自止矣。若服藥而反渴，另有生脈散、獨參代茶飲救臟之燥。如四肢逆冷，又瀉痢類傷寒陰證，又難用四逆湯，必用倍參生化湯加附子一片，可以回陽止逆，又可以行

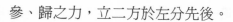

參、歸之力，立二方於左分先後。

加參生化湯治產後發厥、塊痛末止，不可加蓍、朮。

川芎　人參各二錢　炙甘草五分　炮薑四分　桃仁（去皮尖，研）十粒　當歸四錢　棗一枚

水煎。進二服。

滋榮益氣復神湯治產後發厥，問塊痛已除，可服此方

人參　當歸各三錢　黃蓍（蜜炙）　白朮（土炒）　川芎　熟地　麥芽各一錢　炙甘草　陳皮各四分　五味子十粒　棗一枚

水煎服。

手足冷加附子五分；汗多加麻黃根一錢、熟棗仁一錢，妄見妄言加益智、柏子仁、桂圓肉，大便實加肉蓯蓉二錢。大抵產後暈、厥二症相類，但暈在臨盆，症急甚於厥，宜頻服生化湯幾帖，塊化、血旺、神清、暈止。若多氣促形脫等症，必加參蓍。厥在分娩之後，宜倍參生化湯，止厥以復神，並補氣血也，非如上偏補氣血而可癒也。要知暈有塊痛，蓍、朮不可加。厥症若無塊痛，蓍、朮、地黃併用無疑也。

血崩　第四

產後血大來，審血色之紅紫，視形色之虛實。如血紫有塊，乃當去其敗血也。止留作痛，不可論崩。如鮮紅之血，乃是驚傷心不能生血；怒傷肝不能藏血；勞傷脾不能統血；俱不能歸經耳。當以崩治，先服生化湯幾帖，則行中自有補。若形脫汗多氣促，宜服倍參生化湯幾帖以益氣，非棕炭之可止者。如產後半月外崩，又宜升舉大補湯

治之。此症虛極，服藥平穩，未見速效，須二十帖後，諸症頓除。

生血止崩湯治產後血崩

川芎一錢　當歸四錢　黑薑四分　炙甘草五分　桃仁十粒　荊芥（炒黑）　烏梅煅灰　蒲黃（炒）各五分

棗水煎。忌薑、椒、熱物、生、冷。

鮮紅血大來，荊芥穗炒黑、白芷各五分；血竭形敗，加參三四錢；汗多氣促亦加參三四錢；無汗、形不脫氣促，只服生化湯。多服則血自平。有言歸、芎但能活血，甚誤。

升舉大補湯滋榮益氣，如有塊動，只服前方，耆、朮勿用。

黃耆　白朮　陳皮　炙甘草　升麻　白芷各四分　人參　當歸　熟地各二錢　麥冬　川芎各一錢　黃連三分　荊芥穗（炒黑）四分

汗多加麻黃根一錢，浮麥炒一小撮；大便不通加肉蓯蓉一錢，禁用大黃；氣滯磨木香三分；痰加貝母六分、竹瀝、薑汁少許；寒嗽加杏仁十粒、桔梗五分、知母一錢；驚加棗仁、柏子各一錢；傷飯加神麯、麥芽各一錢；傷肉食加山楂、砂仁各八分；俱加棗水煎。身熱不可加連、柏；傷食、怒氣均不可專用耗散無補藥。凡年老虛人患崩，宜升舉大補湯。

氣短似喘　第五

因血脫勞甚，氣無所恃，呼吸止息，違其常度，有認為痰火，反用散氣化痰之方，誤人性命，當以大補血為

主。如有塊不可用參、耆、朮，無塊方可用本方去桃仁加熟地並附子一片，足冷加熟附子一錢及參、朮、陳皮接續補氣養榮湯。

加參生化湯治分娩後即患氣短者，有塊不可加耆、朮。

川芎二錢　　當歸四錢　　炙甘草五分　　黑薑四分　　人參三錢　　桃仁（去皮、尖研）十粒

引加棗一枚，連進二三帖後再用後方。

補氣養榮湯治產後氣短促，血塊不痛，宜服此方。

黃耆　白朮各一錢　　熟地　川芎各二錢　　當歸四錢　　人參三錢　　陳皮　炙甘草　黑薑各四分

如手足冷，加熟附子一錢；汗多加麻黃根一錢、浮麥一小撮；渴加麥冬一錢、五味子十粒；大便不通加肉蓯蓉一錢、麻仁一撮；傷麵飯加炒神麴一錢、炒麥芽一錢；傷肉食加山楂、砂仁各五分。

妄見妄言　第六

由氣血虛，神魂無依也。治當論塊痛有無、緩急。若塊痛未除，先服生化湯二三帖，痛止，繼服加參生化湯，或補中益氣湯加安神定志丸調服之。若產日久，形氣俱不足，即當大補氣血，安神定志，服至藥力充足，其病自癒，勿謂邪祟。若噴以法水驚之，每至不救。屢治此症，服藥至十數帖方效。病虛似邪，欲除其邪，先補其虛，先調其氣，次論諸病。此古人治產後虛證及年老虛喘、弱人妄言，所當用心也。

安神生化湯治產後塊痛未止，妄言妄見症，末可用

蓍、朮。

川芎　柏子仁各一錢　人參二錢　當歸三錢　茯神二錢
桃仁十二粒　黑薑　炙甘草各四分　益智（炒）八分　陳皮
三分

棗水煎（服）。

**滋榮益氣復神湯治塊痛已止，妄言妄見，服此方即
癒。**

黃蓍　白朮　麥冬　川芎　柏子仁　茯神　益智各一
錢　人參、熟地各二錢　陳皮三分　炙甘草四分　棗仁（十
粒）一錢　五味子十粒　蓮子八枚　桂圓肉八個

棗水煎服。

產後血崩、血脫、氣喘、氣脫、神脫、妄言，雖有血
氣陰陽之分，其精散神去一也。比暈後少緩，亦微症也。
若非厚藥頻服，失之者多矣。誤論氣實痰火者非也。新產
有血塊痛並用加參生化湯，行中有補，斯免滯血血暈之失
也。其塊痛止，有宜用升舉大補湯少佐黃連墜火以治血
脫，安血歸經也。有宜用倍參補中益氣湯少佐附子助參以
治氣脫，攝氣歸淵也。有宜用滋榮益氣復神湯少佐黃連以
清心火安君主之官也。

傷食　第七

新產後禁膏粱、遠厚味。如飲食不節，必傷脾胃。治
當扶元溫、補氣血、健脾胃。審傷何物，加以消導諸藥，
生化湯加神麴、麥芽以消麵食；加山楂、砂仁以消肉食；
如寒冷之物加吳茱萸、肉桂；如產母虛甚加人參、白朮。
又有塊然後消補並治，無有不安者。屢見治者不重產後之

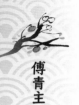

弱，惟知速消傷物，反損真氣，益增滿悶，可不慎哉！

加味生化湯治血塊未消，服此以消食。

川芎二錢　當歸五錢　黑薑四分　炙甘草五分　桃仁十粒

問傷何物，加法如前煎服。

健脾消食生化湯治血塊已除，服此消食。

川芎一錢　人參　當歸各二錢　白朮一錢半　炙甘草五分

審傷何物，加法如前。如停寒物日久，脾胃虛弱，恐藥不能運用，可用揉按、炒神麴熨之更妙。凡傷食誤用消導藥，反絕粥幾日者，宜服此方。

長生活命丹

人參三錢，水一鍾半，煎半鍾，先用參湯一盞，以米飯鍋焦研粉三匙，漸漸加參湯。鍋焦粉引開胃口，煎參湯用新罐或銅杓，恐聞藥氣要嘔也。

如服寒藥傷者，加薑三大片煎湯。人參名活命草，鍋焦名活命丹，此方曾活數十人。

忿怒　第八

產後怒氣逆，胸膈不利，血塊又痛，宜用生化湯去桃仁。服時磨木香二分在內，則塊化怒散不相悖也。若輕產重氣偏用木香、烏藥、枳殼、砂仁之類，則元氣反損，益增滿悶。又加怒後即食，胃弱停悶，當審何物，治法如前，慎勿用木香、檳榔丸、流氣飲子之方，使虛弱愈甚也。

木香生化湯治產後血塊已除，因受氣者。

川芎二錢　當歸六錢　陳皮三分　黑薑四分

服時磨木香二分在內。此方減桃仁用木香、陳皮，前

有減乾薑者，詳之。

健脾化食散氣湯治受氣傷食無塊痛者

白朮　當歸　人參各二錢　川芎一錢　黑薑四分　陳皮
三錢

審傷何物，加法如前。大抵產後忿怒氣逆及停食二
症，善治者重產而輕怒氣消食，必以補氣血為先，佐以調
肝順氣，則怒鬱散而元不損，佐以健脾消導，則停食行而
思谷矣。若專理氣消食，非徒無益而又害之。

類瘧　第九

產後寒熱往來，每日應期而發，其症似瘧而不可作瘧
治。夫氣血虛而寒熱更作，元氣虛而外邪或侵，或嚴寒，
或極熱，或晝輕夜重，或日晡寒熱，絕類瘧症。

治當滋榮益氣以退寒熱。有汗急宜止，或加麻黃根之
類，只頭有汗而不及於足，乃孤陽絕陰之危症，當加地
黃、當歸之類。如陽明無惡寒、頭痛、無汗且與生化湯加
羌活、防風、連鬚蔥白數根以散之。其柴胡清肝飲等方、
常山、草果等藥，俱不可用。

滋榮養氣扶正湯治產後寒熱有汗、午後應期發者

人參二錢　炙黃著　白朮　川芎　熟地　麥冬　麻黃
根各一錢　當歸三錢　陳皮四分　炙甘草五分

棗水煎。

加減養胃湯治產後寒熱往來，頭痛無汗類瘧者

炙甘草　陳皮　藿香各四分　半夏八分　川芎　蒼朮
人參　白茯苓各一錢　當歸二三錢

薑引煎服。

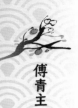

有痰加竹瀝、薑汁、半夏、神麴。弱人兼服河車丸。凡久瘧不癒兼服參朮膏以助藥力。

參朮膏

白朮一斤　米泔浸一宿，銼焙　人參一兩

用水六碗，煎二碗，再煎二次，共計六碗，合在一處，將藥汁又熬成一碗，空心，米湯化半酒盞。

類傷寒二陽證　第十

產後七日內發熱、頭痛、惡寒，毋專論傷寒為太陽證。發熱、頭痛、脅痛，毋專論傷寒為少陽證。二症皆由氣血兩虛，陰陽不和而內外感。治者慎勿輕產後熱門而用麻黃湯以治類太陽證。又勿用柴胡湯以治類少陽證。且產母脫血之後而重發其汗，虛虛之禍可勝言哉！昔仲景云：亡血家不可發汗。丹溪云：產後切不可發表。二先生非謂產後真無傷寒之兼症也。非謂麻黃湯、柴胡湯之不可對症也。誠恐後輩學業偏門而輕產，執成方而發表耳。誰知產後真感風感寒生化中芎、薑亦能散之。

加味生化湯治產後三日內發熱頭痛證

川芎　防風各一錢　炙甘草　羌活各四分　桃仁十粒
當歸三錢

服二帖後，頭仍痛、身仍熱，加白芷八分、細辛四分。如發熱不退，頭痛如故加連鬚蔥五個、人參三錢。產後敗血不散亦能作寒作熱，何以辨之？曰：時有刺痛者，敗血也。但寒熱無他症者，陰陽不和也。刺痛用當歸乃和血之藥，若乃積血而刺痛者，宜用紅花、桃仁、歸尾之類。

類傷寒三陰證　第十一

潮熱大汗，大便不通，毋專論為陽明證。口燥咽乾而渴，毋專論為少陰證。腹滿液乾大便實，毋專論為大陰證。又汗出、譫語、便閉毋專論為腸胃中燥糞宜下證。數證多由勞倦傷脾，運化稽遲，氣血枯槁，腸腑燥涸，乃虛證類實當補之證。

治者勿執偏門輕產而妄議三承氣湯以治類三陰之證也。間有少壯產後妄下幸而無妨，虛弱產婦亦復妄下多致不救。屢見妄下成膨，誤導反結。又有血少數日不通而即下致瀉不止者，危哉！

《婦人良方》云：產後大便秘，若計其日期，飯食數多，即用藥通之，禍在反掌。必待腹滿覺脹欲去不能者，反結在直腸，宜用豬膽汁潤之。若日期雖久，飲食如常，腹中如故，只用補劑而已。若服苦寒疏通反傷中氣，通而不止，或成痞滿，誤矣。

養正通幽湯治產後大便秘結，類傷寒三陰證

川芎二錢半　當歸六錢　炙甘草五分　桃紅十五粒　麻仁二錢　肉蓯蓉（酒洗去甲）一錢

汗多便實加黃蓍一錢、麻黃根一錢、人參二錢；口燥渴加人參、麥冬各一錢；腹滿便實加麥冬一錢、枳殼六分、人參二錢、肉蓯蓉一錢；汗出譫語便實，乃氣血虛竭，精神失守，宜養榮安神，加茯神、遠志、肉蓯蓉各一錢，人參、白朮各二錢，黃蓍、白芷、柏子仁各一錢。

以上數等大便燥結症，非用當歸，人參至斤數難取功效。大抵產後虛中傷寒、日傷食物，外症雖見頭痛發熱，

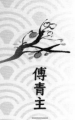

或脅痛、腰痛是外感宜汗，猶當重產亡血禁汗，惟宜生化湯量為加減，調理無失。

又如大便秘結，猶當重產亡血，禁下，宜養正助血通滯則穩當矣。又：

潤腸粥治產後日久大便不通

芝麻一升，研末，和米二合，煮粥食腸潤即通。

類中風　第十二

產後氣血暴虛，百骸少血濡養，忽然口噤，牙緊，手足筋脈拘搐等症，類中風、癱、痙，雖虛火泛上有痰，皆當以末治之。勿執偏門而用治風消痰之方以重虛產婦也。

治法當先服生化湯以生旺新血。如見危症，三服後即用加參益氣，以救血脫也。

如有痰火，少佐橘紅、炒芩之類，竹瀝、薑汁亦可加之，黃柏、黃連切不可並用，慎之！

滋榮活絡湯治產後血少口噤、項強筋搐、類風症

川芎一錢半　當歸　熟地　人參各二錢　黃蓍　茯神　天麻各一錢　炙甘草　陳皮　防風　羌活　荊芥穗各四分　黃連（薑汁炒）八分

有痰加竹瀝、薑汁、半夏；渴加麥冬、葛根；有食加山楂、砂仁以消肉食，神麴、麥芽以消飯食；大便閉加肉蓯蓉一錢半；汗多加麻黃根一錢；驚悸加棗仁一錢。

天麻丸治產後中風，恍惚語澀，四肢不利

天麻　防風　遠志　柏子仁　山藥　細辛　麥冬　石菖蒲各一錢　棗仁一兩　川芎　羌活各七分　南星麴八分

研細末，煉蜜為丸，辰砂為衣，清湯下六七十九。

類痙第　十三

產後汗多即變痙者，項強而身反，氣息如絕，宜速服加減生化湯。專治有汗變痙者。

川芎　麻黃根各一錢　桂枝　羌活各五分　當歸四錢　人參（原缺）錢　炙甘草五分　天麻　羚羊角各八分　附子一片

如無汗類痙中風用川芎三錢　當歸一兩，酒洗　棗仁防風各五分

出汗　第十四

凡分娩時汗出，由勞傷脾、驚傷心、恐傷肝也。產婦多兼三者而汗出，不可即用斂汗之劑，神定而汗自止。若血塊作痛，薈、尤未可遽加，宜服生化湯二三帖以消塊痛。隨繼服加參生化湯以止虛汗。若分娩後倦甚，漐漐然汗出，形色又脫，乃亡陽脫汗也。汗本亡陽，陽亡則陰隨之。故又當從權速灌加參生化湯倍參以救危無拘塊痛。

婦人產多汗當健脾以斂水液之精，益榮衛以噓血歸源，灌溉四肢，不使妄行。雜症雖有自汗、盜汗之分，然當歸六黃湯不可治產後之盜汗也，並宜服加參生化湯及加味補中益氣二方。若服參、薈而汗多不止及頭出汗而不至腰足，必難療矣。如汗出而手拭不及者不治。產後汗出氣喘等症虛之極也，不受補者不治。

麻黃根湯治產後虛汗不止

人參　當歸各二錢　麻黃根一錢　黃薈（炙）一錢半　白朮（炒）一錢　桂枝　甘草（炒）各五分　牡蠣（研）少許浮麥一大撮

虛脫汗多手足冷，加黑薑四分、熟附子一片；渴加麥

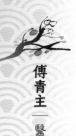

冬一錢、五味子十粒；肥白人產後多汗加竹瀝一盞、薑汁一小匙以清痰火；惡風寒加防風、桂枝各五分；血塊不落，加熟地三錢，晚服**八味地黃丸**。

山茱萸　山藥　丹皮　雲苓　熟地各八錢　澤瀉　五味子各五錢　炙黃蓍一兩　煉蜜為丸。

陽加於陰則汗。因而遇風變為瘈瘲者有之，尤難治，故汗多宜謹避風寒。汗多小便不通，乃亡津液故也，勿用利水藥。

盜汗　第十五

產後睡中汗出，醒來即止，猶盜瞰人睡而謂之盜汗，非汗自至之比。

雜症論云：自汗陽虧，盜汗陰虛。然當歸六黃湯又非產後盜汗方也。惟兼氣血而調治之乃為得耳。

止汗散治產後盜汗

人參　當歸各二錢　熟地一錢半　麻黃根五分　黃連（酒炒）五分　浮小麥一大撮　棗一枚。

又方：

牡蠣（煅細末）五分　小麥麵（炒黃研末）

口渴兼小便不利　第十六

產後煩躁、咽乾而渴兼小便不利，由失血汗多所致。治當助脾益肺升舉氣血，則陽升陰降，水入經而為血為液，穀入胃而氣長脈行，自然津液生而便調利矣。若認口渴為火而用芩、連、梔、柏以降之，認小便不利為水滯而用五苓散以通之，皆失治也。必因其勞損而溫之益之，因其留滯而濡之、行之，則庶幾矣。

生津止渴益水飲

人參　麥冬　當歸　生地各三錢　黃蓍一錢　葛根一錢升麻炙　草各四分　茯苓八分　五味子十五粒

汗多加麻黃根一錢、浮小麥一大撮；大便燥加肉蓯蓉一錢五分；渴甚加生麥散不可疑而不用。

遺尿　第十七

血氣太虛不能約束，宜八珍湯加升麻、柴胡，甚者加熟附子一片。

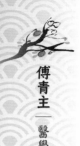

產後編下卷

產後諸症治法

誤破尿胞　第十八

產理不順，穩婆不精，誤破尿胞膀胱者，用參、蓍為君，歸、芎為臣，桃仁、陳皮、茯苓為佐，豬、羊尿胞煎藥，百服乃安。又方云：用生黃絲娟一尺，白牡丹皮根（當為根皮）為末，白及末各二錢，水二碗，煮至絹爛如飴服之。宜靜臥不可作聲，名補脬飲，神效。

患淋　第十九

由產後虛弱，熱客於脬中，內虛頻數，熱則小便淋澀作痛曰淋。

茅根湯凡產後冷熱淋併治之

石膏　白茅根各一兩　瞿麥　白茯苓各五錢　葵子　人參　桃膠　滑石各一錢　石首魚頭四個　燈心水煎，入齒末空心服。

又方：治產後小便痛淋血

白茅根　瞿麥　葵子　車前子　通草（以上俱無分量）鯉魚齒一百個

水煎服。

便數　第二十

由脬內素有冷氣、因產發動，冷氣人脬故也。用赤石脂二兩為末，空心服。

又方：

治小便數及遺尿，用益智仁二十八枚為末，米飲送下二錢。

又：**桑螵散**

桑螵蛸三十個　人參　黃蓍　鹿茸　牡蠣　赤石脂各三錢

為末。空心服二錢，米飲送下。

瀉　第二十一

產後瀉洩非雜症。有食洩、濕洩、水穀注下之論。夫率氣虛食積與濕也。氣虛宜補，食積宜消，濕則宜燥。然惡露未淨遽難驟燥，當先服生化湯二三帖，化舊生新，加茯苓以利水道。俟血生然後補氣以消食，燥濕以分利水道，使無滯澀、虛虛之失。若產旬日外，方論雜症，尤當論虛實而治也。如痛下清水、腹鳴、米飲不化者，以寒洩治；如糞水黃赤，肛門作痛，以熱洩治之；有因飲食過多，傷脾成洩，氣臭如敗卵，以食積治之；又有脾氣久虛少食，食下即鳴，急盡下所食之物方覺快者，以虛寒洩治之。治法：寒則溫之，熱則清之，脾傷食積，分利健脾，兼消補虛，善為調治無失也。產後虛瀉，眠昏人不識，弱甚形脫危症，必用人參二錢，白朮、茯苓各二錢、附子一錢，方能回生。若脈浮弦，按之不鼓，即為中寒，此蓋陰先亡而陽欲去，速宜大補氣血，加附子、黑薑以回元陽，萬勿忽視。

加減生化湯治產後塊未消患瀉證

川芎　茯苓各二錢　當歸四錢　黑薑　炙甘草各五分

桃仁十粒　蓮子八枚

水煎溫服。

健脾利水生化湯治產後塊已除患瀉證

川芎一錢　茯苓一錢　歸身二錢　黑薑四分　陳皮　炙甘草各等分　人參三錢　肉果（製）一個　白朮（土炒）一錢　澤瀉八分

寒瀉加乾薑八分；寒痛加砂仁、炮薑各八分；熱瀉加炒黃連八分；瀉水腹痛米飲不化加砂仁八分、麥芽、山楂各一錢；瀉有酸噯臭氣加神麴、砂仁各八分；脾氣久虛，瀉出所食物方快，以虛寒論；瀉水者，加蒼朮一錢以燥濕；脾氣弱、元氣虛必須大補，佐消食、清熱、祛寒藥；弱甚，形色脫，必須第一方參、朮、苓、附必用之藥也。諸瀉俱加升麻酒炒、蓮子十粒。

完穀不化　第二十二

因產後勞倦傷脾而運轉稽遲也，名飧洩。又飲食太過，脾胃受傷亦然，俗呼水穀痢是也。然產方三日內，塊未消化，此脾胃衰弱，參、耆、朮未可遽加，且服生化湯加益智、香、砂少溫脾氣。俟塊消後加參、耆、朮補氣，肉果、木香、砂仁、益智溫胃，升麻、柴胡清胃氣，澤瀉、茯苓、陳皮以利水為上策也。

加味生化湯治產後三日內，完穀不化，塊未消者

川芎　益智各一錢　當歸四錢　茯苓一錢半　黑薑　炙甘草各四分　桃仁十粒

參苓生化湯治產後三日內塊已消，穀不化，胎前素弱，患此症者

川芎　茯苓　白芍（炒）　益智（炒）各一錢　黑薑四分　炙甘草五分　人參　白朮（土炒）各二錢　肉果（製）一個　當歸二錢

瀉水多加澤瀉、木通各八分；腹痛加砂仁八分；渴加麥冬、五味子；寒瀉加黑薑一錢、木香四分；食積加神麴、麥芽消飯麵；砂仁、山楂消肉食；產後瀉痢日久，胃氣虛弱，完穀不化，宜溫助胃氣，六君子湯加木香四分、肉果（製）一個。

痢　第二十三

產後七日內外，患赤白痢，裡急後重頻併，最為難治。欲調氣行血而推蕩痢邪，猶患產後元氣虛弱；欲滋榮益氣而大補虛弱又助痢之邪。惟生化湯減乾薑而代以木香、茯苓則善消惡露而兼治痢疾並行而不相悖也。再服香連丸以俟一二日後病勢如減，可保無虞。

若產七日外有患褐花色後重頻並虛痢即當加補無疑。日產婦稟厚，產期已經二十餘日，宜服生化湯加連、芩、厚朴、芍藥行積之劑。

加減生化湯治產後七日內患痢

川芎二錢　當歸五錢　炙甘草五分　桃仁十二粒　茯苓一錢　陳皮四分　木香磨，三分

紅痢腹痛加砂仁八分

青血丸治禁口痢

香連為末、加蓮肉粉各一兩半，和勻為丸，酒送下四錢。

凡產三四日後塊散，痢疾少減共十症，開後依治。

一、產後久瀉

元氣下陷，大便不禁，肛門如脫，宜服六君子湯加木香四分、肉果（製）一個、薑汁 5 分。

二、產後瀉痢

、 色黃乃脾土真氣虛損，宜服補中益氣湯加木香、肉果。

三、產後傷麵食

瀉痢宜服生化湯加神麴、麥芽。

四、產後傷肉食

瀉痢宜服生化湯加山楂、砂仁。

五、產後胃氣虛弱

瀉痢完穀不化，當溫助胃氣，宜服六君子湯加木香四分、肉果一個，製。

六、產後脾胃虛弱

四肢浮腫，宜服六君子湯加五皮散。見後水腫。

七、產後瀉痢

無後重但久不止，宜服六君子湯加木香、肉果。

八、產後赤白痢

臍下痛，當歸、厚朴、黃連、肉果、甘草、桃仁、川芎。

九、產後久痢

色白屬血虛，宜四物湯加荊芥、人參。

十、產後久痢

色赤屬氣虛，宜六君子湯加木香、肉果。

霍亂　第二十四

由勞傷氣血，臟腑空虛，不能運化食物及感冷風所致。陰陽升降不順，清濁亂於脾胃，冷熱不調，邪正相搏上、下，為霍亂。

生化六和湯治產後血塊痛末除患霍亂

川芎二錢　當歸四錢　黑薑　炙甘草　陳皮　藿香各四分　砂仁六分　茯苓一錢　薑三片　煎服。

附子散治產後霍亂吐瀉手足逆冷，須無塊痛方可服。

白朮一錢　當歸二錢　陳皮　黑薑　甘草　丁香各四分

共為末，粥飲送下二錢。

溫中湯治產後霍亂，吐瀉不止，無塊痛者可服。

人參　茯苓各一錢　白朮一錢半　當歸二錢　厚朴八分

黑薑四分　草荳蔻六分　薑三片

水煎服。

嘔逆不食　第二十五

產後勞傷臟腑，寒邪易乘於腸胃則氣逆嘔吐而不下食也。又有瘀血未淨而嘔者；亦有痰氣入胃胃口不清而嘔者，當隨症調之。

加減生化湯治產婦嘔逆不食

川芎一錢　當歸三錢　黑薑　砂仁　藿香各五分　淡竹葉七片

水煎和薑汁二匙服。

溫胃丁香散治產後七日外嘔逆不食

當歸三錢　白朮二錢　黑薑　丁香各四分　人參一錢

陳皮　炙甘草　前胡　藿香各五分　薑三片

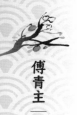

水煎服。

石蓮散治產婦嘔吐、心沖目眩

石蓮子去殼，去心一兩半　　白茯苓一兩　　丁香五分

共為細末，米飲送下。

生津益液湯治產婦虛弱、口渴氣少，由產後血少多汗，心內煩不生津液

人參　　麥冬去心　　茯苓各一兩　　大棗　　竹葉　　浮小麥

炙甘草　　瓜蔞根　　大渴不止加蘆根

咳嗽　第二十六

治產後七日內，外感風寒，咳嗽鼻塞、聲重、惡寒，勿用麻黃湯以動汗；嗽而脅痛，勿用柴胡湯；嗽而有聲，痰少面赤，勿用涼藥。凡產有火嗽，有痰嗽，必須調理半月後方可用涼藥，半月前不當用。

加味生化湯治產後外感，風寒咳嗽及鼻塞聲重

川芎一錢　　當歸二錢　　杏仁十粒　　桔梗四分　　知母八分

有痰加半夏麴；虛弱有汗咳嗽加人參。總之，產後不可發汗。

加參安肺生化湯治產後虛弱，旬日內外感風寒咳嗽、聲重、有痰或身熱頭痛及汗多

川芎　　人參　　知母　　桑白皮各一錢　　當歸二錢　　杏仁

（去皮，尖）十粒　　甘草　　桔梗各四分　　半夏七分　　橘紅三分

虛人多痰加竹瀝一杯、薑汁半匙。

加味四物湯治半月後乾嗽，有聲痰少者

川芎　　白芍　　知母　　瓜蔞仁各一錢　　生地　　當歸　　訶

子各二錢　　冬花六分　　桔梗　　甘草　　馬兜玲各四分　　生薑一

大片

水腫 第二十七

產後水氣，手足浮腫，皮膚見光榮色，乃脾虛不能制水，腎虛不能行水也。必以大補氣血為先，佐以蒼朮、白朮、茯苓補脾。壅滿用陳皮、半夏、香附消之，虛人加人參、木通；有熱加黃芩、麥冬以清肺金。健脾利水，補中益氣湯。七日外用人參、白朮各二錢，茯苓、白芍各一錢、陳皮五分、木瓜八分、紫蘇、木通、大腹皮、蒼朮、厚朴各四分；大便不通加鬱李仁、麻仁各一錢；如陰寒邪濕氣傷脾，無汗而腫，宜薑皮、半夏、蘇葉加於補氣方以表汗。

五皮散治產後風濕客傷脾經，氣血凝滯以致面目浮虛、四肢腫脹、氣喘

五加皮　地骨皮　大腹皮　茯苓皮　薑皮各一錢　棗一枚

水煎服。

又云：產後惡露不淨，停留胞絡，致令浮腫，若以水氣治之，投以甘遂等藥誤矣。但服調經散則血行而腫消矣。

調經散

沒藥另研　琥珀（另研）　肉桂　赤芍　當歸各一錢

上為細末，每服五分，薑汁、酒各少許調服。

流注 第二十八

產後惡露流於腰、臂、足關節之處，或漫腫，或結塊，久則腫起作痛，肢體倦怠，急宜用蔥熨法以治外腫，

內服參歸生化湯以消血滯，無緩也。未成者消，已成者潰。

蔥熨法

用蔥一握，炙熱搗爛作餅敷痛處，用厚布二三層，以熨斗火熨之。

參歸生化湯

川芎　黃耆各一錢半　當歸　人參各二錢　馬蹄香二錢
肉桂　炙甘草各五分

此症若不補氣血，節飲食，慎起居，未有得生者。如腫起作痛，起居飲食如常，是病氣未深，形氣未損，易治。若漫腫微痛，起居倦怠，飲食不足，最難治。

或未成膿，未潰，氣血虛也，宜服八珍湯；憎寒、惡寒陽氣虛也，宜服十全大補湯，補後大熱，陰血虛也，宜服四物湯加參、尤、丹皮；嘔逆，胃氣虛也，宜服六君子湯加炮薑、乾薑；食少體倦，脾氣虛也，宜服補中益氣湯；四肢冷逆，小便頻數，腎氣虛也，補中益氣湯加益智仁一錢。

神仙回洞散治產後流注，惡露日久成腫。用此宜導其膿。若未補氣血旺，不可服此方。

膨脹　第二十九

婦人素弱，臨產又勞，中氣不足，胸膈不利而轉運稽遲。若產後即服生化湯，以消塊止痛，又服加參生化湯以健脾胃，自無中滿之症。其膨脹因傷食而誤消，因氣鬱而誤散，多食冷物而停留惡露，又因血虛大便燥結誤下而愈脹。殊不知氣血兩虛，血塊消後當大補氣血以補中虛。

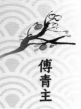

治者若但知傷食宜消，氣鬱宜散，惡露當攻，便結可下，則胃氣反損，滿悶益增，氣不升降，濕熱積久，遂成膨脹。豈知消導坐於補中，則脾胃強而所傷食氣消散，助血兼行，大便自通，惡露自行。

如產後中風，氣不足微滿，誤服耗氣藥而脹者，服**補中益氣湯**。

人參　當歸　白朮各五分　白茯苓一錢　木香三分　川芎　白芍　蘿蔔子各四分

如傷食，誤服消導藥成脹，或脅下積塊，宜服**健脾湯**。

人參　白朮　當歸各二錢　白茯苓　白芍　神麴　吳茱萸各一錢　大腹皮　陳皮各四分　砂仁　麥芽各五分

如大便不通，誤服下藥成脹及腹中作痛宜服**養榮生化湯**：

當歸四錢　白芍　白茯苓　人參　肉蓯蓉各一錢　陳皮　大腹皮　香附各五分　桃仁（製）十粒　白朮二錢

塊痛將藥送四消丸。屢誤下須用參、歸半斤大便方通，膨脹方退；凡誤用消食耗氣藥以致絕穀，長生活命丹屢效。方見傷食條。

怔忡驚悸　第三十

由產憂、驚、勞、倦，去血過多，則心中跳動不安，謂之怔忡。若惕然震驚，心中怯怯，如人將捕之狀，謂之驚悸。治此二症，惟調和脾胃，志定神清而病癒矣。

如分娩後血塊未消，宜服生化湯，且補血行塊。血旺則怔定驚平，不必加定神定志劑。如塊消痛止後患此，宜

服加減養榮湯。

當歸　川芎各二錢　茯神　人參　棗仁炒　麥冬　遠志　白朮　黃蓍（炙）各一錢　桂圓肉八枚　陳皮　炙甘草各四分

薑煎。虛煩加竹瀝、薑汁，去川芎、麥冬，再加竹茹一團，加木香即**歸脾湯**。

養心湯治產後心血不定，心神不安

炙黃蓍　柏子仁各一錢　人參一錢半　麥冬一錢八分　茯神　川芎　遠志各八分　炙甘草四分　當歸二錢　五味十粒

薑水煎服。

骨蒸　第三十一

宜服保真湯，先服清骨散。

柴胡梅連湯即清骨散，作湯速效

柴胡　前胡　黃連　烏梅去核

各二兩共為末聽用。再將豬脊骨一條、豬苦膽一個、韭菜白十根各一寸，同搗成泥，人童便一酒盞，攪如稀糊，入藥末再搗。為丸，如綠豆大。每服三四十丸，清湯送下。如上膈熱多，食後服。此方凡男女骨蒸，皆可用之，不專治產婦。

保真湯

黃蓍　川芎各六分　人參　當歸　白朮炒　麥冬　白芍　枸杞子　生地　知母各二錢　黃連炒　黃柏炒　地骨皮各六分　五味十粒　炙甘草四分　天冬一錢　棗三枚，去核

水煎服。

加味大造湯治骨蒸勞熱，若服清骨散、梅連丸不效，服此方

人參　當歸　山藥　枸杞子各一兩　生地二兩　麥冬
石斛（酒蒸）各八分　柴胡六錢　胡連五錢　黃柏（炒）七分

先將麥冬、地黃搗爛，後人諸藥同搗為丸，加蒸紫河
車另搗，焙乾為末，煉蜜丸。

心痛　第三十二

此即胃脘痛。因胃脘在心之下，勞傷風寒及食冷物而
作痛，俗呼為心痛。心可痛乎？血不足則怔忡、驚悸不安
耳。若真心痛，手足青黑色，且夕死矣。

治當散胃中之寒氣，消胃中之冷物。必用生化湯佐消
寒食之藥，無有不安。若綿綿而痛，可按止之，問無血
塊，則當論虛而加補也。產後心痛、腹痛二症相似，因寒
食與氣上攻於心則心痛，下攻於腹則腹痛。均用生化湯加
肉桂、吳茱萸等溫散之藥也。

加味生化湯

川芎一錢　當歸三錢　黑薑　炙甘草各五分　肉桂　吳
茱萸　砂仁各八分

傷寒食加肉桂、吳芋；傷麵食加神麴、麥芽；傷肉食
加山楂、砂仁；大便不通加肉蓯蓉。

腹痛　第三十三

先問有塊無塊。塊痛只服生化湯調失笑散二錢加元胡
一錢。無塊則是遇風冷作痛，宜服**加減生化湯**。

川芎一錢　當歸四錢　黑薑　炙甘草各四分　防風　桂
枝各七分　吳茱萸六分　白荳蔻五分

痛止去之，隨傷食物所加如前。

小腹痛　第三十四

產後虛中感寒飲冷，其寒下攻小腹作痛；又有血塊作痛者；又產後血虛臍下痛者，並治之以加減生化湯。

川芎一錢　當歸三錢　黑薑　炙甘草各四分　桃仁十粒

有塊痛者，本方中送前胡散。亦治寒痛。若無塊但小腹痛，亦可按而少止者屬血虛，加熟地三錢、前胡、肉桂各一錢，為末。名前胡散。

虛勞　第三十五

指節冷痛，頭汗不止。

人參　當歸各三錢　黃蓍二錢　淡豆豉十粒　生薑三片　韭白十寸　豬腎兩個

先將豬腎煮熟，取汁煎藥八分，溫服。

遍身疼痛　第三十六

產後百節開張，血脈流散。氣弱則經絡間血多阻滯。累日不散，則筋牽脈引骨節不利。故腰背不能轉側，手足不能動履，或身熱頭痛。若誤作傷寒發表出汗，則經脈動盪，手足發冷，變症出焉。宜服**趁痛散**：

當歸　桑寄生各一錢　甘草　黃蓍　白朮　獨活　肉桂　牛膝各八分　薤白五根　薑三片

水煎服。

腰痛　第三十七

由女人腎位系胞，腰為腎府，產後勞傷腎氣，損動胞絡，或虛未復而風乘之也。

養榮壯腎湯治產後感風寒，腰痛不可轉

當歸二錢　防風四分　獨活　桂心　杜仲　續斷　桑寄生各八分　生薑三片

水煎服。

兩帖後痛未止屬腎虛，加熟地三錢。

加味大造丸治產後日久，氣血兩虛，腰痛腎弱，方見骨蒸條

青蛾丸

胡桃十二個　補骨脂（酒浸，炒）八兩　杜仲（薑汁炒，去絲）一斤

為細末，煉蜜丸。淡醋湯送六十丸。

脅痛　第三十八

乃肝經血虛氣滯之故。氣滯用四君子湯加青皮、柴胡；血虛用四物湯加柴胡、人參、白朮。若概用香燥之藥，則反傷清和之氣，無所生矣。

補肺散治脅痛

山茱萸　當歸　五味子　山藥　黃耆　川芎　熟地木瓜　白朮　獨活　棗仁各等分

水煎服。

陰痛　第三十九

產後起居太早，產門感風作痛，衣被難近身體，宜用**祛風定痛湯**。

川芎　茯苓各一錢　當歸三錢　獨活　防風　肉桂荊芥（炒黑）各五分　地黃二錢　棗二枚

煎服。

又附陰疳、陰蝕、陰中瘡，曰壁瘡。或痛或癢，如蟲

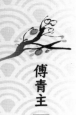
行狀，濃汁淋漓，陰蝕幾盡者。由心腎煩鬱，胃氣虛弱，致氣血留滯。經云：諸瘡痛癢，皆屬於心。治當補心養腎，外以藥薰洗，宜用**十全陰疳散**。

川芎　當歸　白芍　地榆　甘草各等分

水五碗煎二碗，去渣薰，日三夜四，先薰後洗。

一方用蒲黃一升，水銀二兩，二味調勻搽。

一方用蝦蟆兔糞等為末敷瘡。

一方治疳蟲食下部及五臟，取東南桃枝，輕打頭散，以綿纏之。

一方用硫黃末，將縛桃枝，蘸而燃煙薰之。

惡露　第四十

即繫裹兒污血，產時惡露隨下，則腹不痛而產自安。若腹欠溫暖，或傷冷物，以致惡露凝塊，日久不散則虛證百出，或身熱骨蒸，食少羸瘦，或五心煩熱，月水不行。其塊在兩脅，動則雷鳴，嘈雜暈眩，發熱似瘧，時作時止。

如此數症，治者欲瀉其邪，先補其虛，必用補中益氣湯送三消丸，則元氣不損，惡露可消。

加味補中益氣湯

人參　黃耆（炙）　白芍各一錢　廣皮　甘草各四分
白朮二錢　當歸三錢

薑、棗煎服。

三消丸治婦人死血、食積、痰三等症

黃連（一半用吳萸煎汁去渣浸炒，一半用益智仁炒，去益智仁不用）一兩　萊菔子（不炒）一兩五　川芎五錢　桃仁十粒

山梔　青皮　三棱　莪朮（俱用醋炒）各五錢　山楂一兩
香附（童便浸炒）一兩

上為末，蒸餅為丸，食遠服。用補中益氣湯送下五六
十丸，或用白朮三錢、陳皮五錢，水一鍾，煎五分送下亦
可。

乳癰　第四十一

乳頭屬足厥陰肝經。乳房屬足陽明胃經。若乳房癰
腫、結核、色紅，數日外，腫痛潰稠膿，膿盡而癒。此屬
膽胃熱毒，氣血壅滯，名曰乳癰，易治。

若初起內結小核，不紅、不腫、不痛，積之歲月漸大
如晚岩山，破如熟榴，難治。

治法痛腫寒熱，宜發表散邪；痛甚，宜疏肝清胃；膿
成不潰，用托裡；肌肉不生，膿水清稀宜補脾胃；膿出及
潰，惡寒發熱，宜補血氣，飲食不進，或作嘔吐，宜補胃
氣。乳岩初起用益氣養榮湯加歸脾湯，間可內消。若用行
氣補血之劑，速亡甚矣。

**瓜蔞散治一切癰疽，並治乳癰。癰者，六腑不和之氣
阻滯乾陰則生之**

瓜蔞（連皮搗爛）一個　生甘草　青皮　乳香（燈心炒）
沒藥（燈心炒）各五分　當歸　金銀花各三錢　白芷一錢

水煎，溫服。

回脈散乳癰未潰時服此，毒從大便出，虛人不用

大黃三錢半　乳香　木香　沒藥各五分　白芷八分　穿
山甲（蛤粉拌炒）五分

共為末，人參二錢，煎湯調藥末服。

十全大補湯

黃蓍　熟地　人參　白朮各三錢　茯苓　川芎各八分
甘草五分　金銀花三錢

瀉加黃連、肉果；渴加麥冬、五味子；寒熱往來，用
馬蹄香搗散。凡乳癰，服薏苡仁粥，好。

又方：

用烏藥軟白香辣者五錢研，水一碗，牛皮膠一片，同
煎七分，溫服。如孕婦腹內癰，此二方可通用。又有乳
吹，乃小兒飲乳，口氣所吹，乳汁不通，壅結作痛，不急
治則成癰。宜速服瓜蔞散，更以手揉散之。

風甚　第四十二

用山羊血取色新者於新瓦上焙乾，研末，老酒沖下五
六分為度。重者用至八分，其效如神。

又用抱不出殼雞子，瓦上焙乾，酒調服。

如治虛寒危症，用藍鬚子根刮皮，新瓦上焙乾，研
末，溫服一錢為度。雖危可保萬全。

不語　第四十三

乃惡血停蓄於心，故心氣閉塞，舌強不語。用七珍
散。

人參　石菖蒲　川芎　生地各一兩　辰砂研，五分　防
風五錢　細辛一錢

共為細末，用薄荷湯下一錢。因痰氣鬱結，閉口不語
者，好明礬一錢，水飛過，沸湯送下。

一方治產後不語

人參　石蓮子去心　石菖蒲各等分

水煎服。

《婦人良方》云：產後瘖，心腎虛不能發聲，七珍散；脾氣鬱結，歸脾湯；脾傷食少，四君子湯；氣血俱虛，八珍湯；不應，獨參湯，更不應急加附子。蓋補其氣以生血。若單用佛手散等破血藥，誤矣。

補　集

產後大便不通

用生化湯內減黑薑加麻仁，脹滿加陳皮；血塊痛加肉桂、元胡；如燥結十日以上，肛門必有燥糞，用蜜棗導之。

煉蜜棗法

用好蜜二三兩，火煉滾至茶褐色，先用濕桌傾蜜，在桌上用手作如棗樣，插肛門，待欲大便，去蜜棗方便。

又方：

用麻油口含，竹管入肛門內，吹油四五口，腹內糞和即通，或豬膽亦可。

產後雞爪風

桑柴灰（存性）三錢　魚膠（炒）三錢　手指甲（炒）十二個

共為末，黃精送下，取汗即癒。

保產無憂散

當歸（酒洗）　川芎各錢半　芥穗（炒黑）　炙黃蓍各八分　艾葉（炒）　厚朴（薑炒）各七分　枳殼（麵炒）六分　菟絲子（酒炒）一錢四分　羌活　甘草各五分　川貝母（去心）一錢　白芍（酒炒）一錢二分　薑三片，溫服。

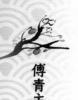

上方保胎，每月三五服，臨產熱服，催生如神。

浮腫

治遍體浮腫，是脾虛水泛過。凡浮腫者，可通用俱神效。

縮砂仁四兩　萊菔子二兩四錢，研末水浸濃，取汁浸砂仁，候汁盡，曬乾，研極細末。每服一錢，漸加至二錢為度，淡薑湯送下。

保產神效方

未產能安，臨產能催。偶傷胎氣，腰疼腹痛，甚至見紅不止，勢欲小產危急之際，一服即癒，再服全安。臨產時交骨不開，橫生逆下，或子死腹中，命在垂危，服之奇效。

全當歸（酒洗）　川芎　菟絲子（酒泡）各一錢五分　紫厚朴（薑汁炒）七分　川貝母（去心淨，煎好方和入）二錢　枳殼（面炒）　川羌活各六分　荊芥穗　黃蓍（蜜炙）各八分　炙甘草　蘄艾（醋炒）各五分　白芍（酒炒，冬用二錢）一錢二分

生薑三片，水二鍾，煎八分，渣、水一鍾煎六分，產前空心予服二劑，臨產隨時熱服。

此乃仙傳奇方，慎勿以庸醫輕加減其分兩。

產後以補氣血為主

【方用】

人參三錢　當歸一錢　川芎五錢　荊芥（炒黑）一錢　益母草一錢　水煎服。

有風加柴胡五分；有寒加肉桂五分；血不淨加炒山楂

十個；血暈加炮薑五分；衄血加麥冬二錢；夜熱加地骨皮五分；有食加穀芽、山楂；有痰加白芥子少許。餘不必胡加。

胎漏胎動

此症氣血兩不足之故。

【方用】人參　山茱萸　山藥　茯苓　麥冬各二錢　白朮五錢　杜仲　枸杞子　甘草各一錢　熟地五錢　五味子五分　歸身三錢　水煎服。

此方不寒不熱，安胎之聖藥也，胎動為熱，不動為寒。

子懸

此乃胎熱子不安，身欲立起於胞中，若懸起之象，倘以氣盛治之立死矣。

【方用】人參　茯苓　歸身　生地各二錢　白朮　白芍各五錢　杜仲　黃芩各一錢　熟地一兩　水煎服。

此皆利腰臍之藥，少加黃芩，胎得寒而自定。

白帶

產前無帶也，有則難產之兆，即幸而順生，產後必有血暈之事。方用黑豆三合，水三碗煎湯二碗，入白果十個，紅棗十個，再煎一碗，入熟地一兩　山茱萸　山藥　薏苡仁各四錢　茯苓三錢　澤瀉　丹皮各二錢　加水二碗煎服。一劑止，二劑水不白矣。亦通治婦人白帶，無不神效。

產婦氣喘腹痛

此症少陰受其寒邪，而在內之真陽必逼越於上焦，上

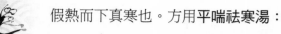

假熱而下真寒也。方用**平喘祛寒湯**：

人參　肉桂各二錢　麥冬三錢　白朮五錢　吳茱萸一錢
一劑喘定，二劑痛止，必微涼頓服。

產婦嘔吐下痢

此腎水泛溢，因腎火之衰也。急用補陽之藥入於補陰
之中，引火歸源水自下行矣。

【方用】熟地　白朮　茯苓各一兩　山茱萸　人參各
五錢　附子　車前子各一錢　肉桂三分　水煎服。

血　崩

【方用】歸身（酒炒）一錢　生地一錢二分　蒲黃（酒
炒）　地榆（酒洗）各二分　木通　丹皮（酒炒）　三七根
香附（童便浸）各五分　白朮一錢　橘紅七分　薑三片，酒
一杯，水一杯，煎九份，空心服。

產後大喘大汗

此乃邪入於陽明，寒變為熱，故大喘大汗。平人得此
病當用白虎湯，而產婦氣血大虛何可乎？方用補虛降火
湯。

麥冬一兩　人參　元參各五錢　桑葉十四片　蘇子五分
水煎服。

此方以麥冬、人參補氣，元參降火，桑葉止汗，蘇子
定喘，助正而不攻邪，邪退而不損正，實有奇功。

產後亡陽發狂

大抵亡陽之症，用藥汗止便有生機，宜先止汗而後定
狂。方用**收汗湯**：

人參三兩　桑葉二十片　麥冬二兩　元參一兩　青蒿五

錢

　　水煎服，一劑汗止，二劑狂定，後改人參、麥冬、五味子、當歸、川芎調理。此方只可救亡陽之急症，一時權宜之計，二劑後必須改方。

產門證（瘡）

　　【方用】黃柏（炒）　蚯蚓糞　白薇　乳香（炒去油）鉛粉　潮腦各三錢　輕粉　冰片各五分　兒茶二錢　麝香三分

　　共為細末，調勻擦瘡。此方治產門瘡最效。亦通治諸瘡。

打死胎

　　用細瓷片為細末，或黃酒或溫水調下三錢，即出。

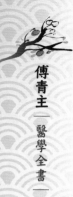

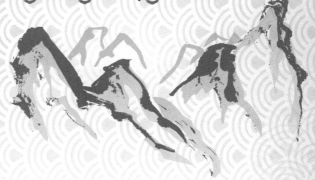

傳氏男科

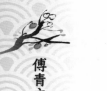

男科卷一

傷寒門

初病說

凡病初起之時，用藥原易奏功，無如世人看不清症，用藥雜亂，往往致變症蜂起。苟看病情，用藥當，何變症之有。

傷　風

凡人初傷風，必然頭痛、身痛、咳嗽、痰多、鼻流清水，切其脈必浮。

【方用】荊芥　防風　柴胡　黃芩　牛夏　甘草各等分

水煎服，一劑即止，不必再劑也。

傷　寒

凡傷寒初起，鼻塞、目痛、項強、頭痛，切其脈，必浮緊。

【方用】桂枝　乾葛　陳皮　甘草各等分。

水煎服，一劑即癒。

外　感

凡人外感必然發熱。

【方用】柴胡　黃芩　荊芥　半夏　甘草各等分，水煎服。

四時不正氣，來犯人身，必然由皮毛而入營衛：故用

柴胡、荊芥先散皮毛之邪，邪即先散，安得入內；又有半夏以袪痰，使邪不得挾痰以作祟；黃芩以清火，使邪不得挾火以作殃；甘草調藥以和中，是以邪散而無傷於正氣也，若內傷之發熱，則不可用此方。

傷　食

凡傷食必心中飽悶，見食則惡，食之轉痛也。

【方用】白朮　茯苓　枳殼各一錢　穀芽　麥芽各二錢　山楂二十個　神麴五錢　半夏一錢　甘草五分　砂仁三粒

水煎服，一劑輕，二劑癒。

瘧　疾

方用**遇仙丹**

生大黃六兩　檳榔　三棱　莪朮　黑丑　白丑各三兩　木香二兩　甘草一兩

水丸。遇發日，清晨溫水化三四丸。尋以溫米飯補之，忌生冷、魚腥、蕎麵，孕婦勿服。

傷　暑

人感此症，必然頭暈、口渴、惡熱，甚則痰多、身熱、氣喘。

【方用】人參一錢　白朮五錢　茯苓三錢　甘草一錢　青蒿一兩　香薷三錢　陳皮一錢

水煎服，一劑癒。

大　滿

此邪在上焦，壅塞而不得散也。

【方用】瓜蔞（搗碎）一個　枳殼　天花粉各三錢　梔

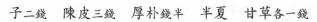

子二錢　陳皮三錢　厚朴錢半　半夏　甘草各一錢

水煎服。此方之妙，全在用瓜蔞能占胸膈之食而消上焦之痰，況又佐以枳殼、花粉同是消中聖藥，又有厚朴、半夏以消胃口之痰，尤妙在甘草，使群藥留中而不速下，則邪氣不能久存而散矣。

發　汗

凡人邪居腠理之間，必須用汗藥以洩之。

【方用】荊芥　防風　甘草　桔梗　蘇葉各一錢　白朮五錢　雲苓三錢　陳皮五分

水煎服。

此方妙在君白朮，蓋人之脾胃健而後皮毛腠理始得開合自如。白朮健脾去濕而邪難存，況有荊、防、蘇、梗以表散之乎。

寒熱真假辨

真熱證，口乾極而呼水，舌燥極而開裂、生刺，喉痛日夜不已，大熱烙手而無汗也。

真寒證，手足寒久而不回，色變青紫，身戰不已，口噤，出聲而不可噤也。

假熱證，口雖渴而不甚，舌雖乾而不燥，即燥而無芒刺紋裂也。

假寒證，手足冰冷而有時溫和，厥逆身戰亦未太甚而有時而安，有時而擂是也。

乍寒乍熱辨

病有灑漸惡寒而後發熱者，蓋陰脈不足陽往從之；陽脈不足陰往乘之。何謂陽不足？寸脈微，名曰陽不足。陰

氣上入陽中，則惡寒也。何謂陰不足？尺脈弱，名曰陰不足。陽氣下陷陰中，則發熱也。凡治寒熱，用柴胡升陽氣，使不下陷陰中則不熱也。用黃芩降陰氣，使不升入陽中則不寒也。

真　熱

【方用】麻黃三錢　當歸五錢　黃連　黃芩　石膏　知母　半夏各三錢　枳殼二錢　甘草一錢

水煎服，一劑輕，二劑癒。

真　寒

【方用】附子三錢　肉桂　乾薑各一錢　白朮五錢　人參一兩

水煎服，急救之。此乃真中寒邪，腎火避出軀殼之外而陰邪之氣，直犯心宮，心君不守，肝氣無依，乃發戰、發噤、手足現青色。然則用桂、附、乾薑逐其寒邪足矣，何用參、朮？即用何至多加？

蓋元氣飛越，只一線之氣未絕，純用桂、附、乾薑一派辛辣之藥，邪雖外逐，而正氣垂絕。若不多加參、朮，何以反正氣於若存若亡之際哉！

假　熱

【方用】黃連　當歸　白芍　半夏各三錢　茯苓　柴胡　梔子各二錢　枳殼一錢　菖蒲三錢

水煎服。此方妙在用黃連入心宮，佐以梔子，提刀直入，無邪不散。柴胡、白芍又塞敵運糧之道，半夏、枳殼斬殺黨餘，中原既定，四隅不戰而歸。然火勢居中，非用之得法，是賊勢彌張依然復人，又加菖蒲之辛熱，乘熱飲

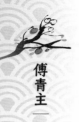

之，則熱喜熱不致相反而更相濟也。

假　寒

【方用】肉桂　附子各一錢　人參三錢　白朮五錢　豬膽汁半個　苦菜汁十三匙

水三杯，煎一杯，冷服。

將藥併器放冷水中激涼，入膽、菜汁調勻，一氣服之。方中全是熱藥，倘服不入式，必然虛火上沖，將藥嘔出。必熱藥涼服已足順其性況下行，又有二汁之苦，以騙其假道之防也哉。

真熱假寒

此症身外冰冷，身內火熾，發寒發熱，顫慄不已。乃真熱反現假寒之象，以欺人也。法當用三黃湯加石膏、生薑乘熱飲之，再用井水以撲其心至二三十次，內熱自止，外之顫慄亦若失矣。後用元參、麥冬、白芍各二兩煎湯，任其恣飲，後不再甚也。

真寒假熱

此症下部冰冷，上部大熱，渴欲飲水，下喉即吐，乃真寒反現假熱之形以欺人也。法當用八味湯，大劑探冷與服，再令人以手擦其足心，如火之熱，不熱不已，以大熱為度。用吳茱萸一兩、附子一錢、麝香三分以少許白麵入之，打糊作膏，貼足心，少頃必睡，醒來下部熱而上部之火息矣。

上熱下寒

此症上焦火盛，吐痰如湧泉，面赤喉痛，上身不欲蓋衣，而下身冰冷。此上假熱而下真寒也。

【方用】附子一個　熟地半斛　山茱萸四兩　麥冬一兩　茯苓三兩　五味子一兩　丹皮　澤瀉各三兩　肉桂一兩

水十碗，煎三碗，探冷與服。二渣再用水三碗煎一碗，一氣服之，立刻安靜。此上病下治之法也。

循衣撮空

此症非大實即大虛。當審其因，察其脈，參其症而黑白分也。實而便秘者，大承氣湯；虛而便滑者，獨參湯，厥逆者加附子。

陰虛雙娥

【方用】附子一錢，鹽水炒。

每用一片，含口中，後以六味地黃湯大劑飲之。

【外治法】引火下行，用附子一個，為末，醋調，貼湧泉穴，或吳茱萸一兩，白麵五錢，水調，貼湧泉穴，急針刺少商穴，則咽喉有一線之路矣。

結　胸

此傷寒之變症也。傷寒邪火正熾，不可急與飲食，飲食而成此症者。

【方用】瓜蔞（捶碎）一個　甘草一錢

水煎服，勿遲。

瓜蔞乃結胸之聖藥也。人服之必至心如遺落，病人服之，不畏其虛乎？不知結胸之症，是食在胸中，非大黃、枳殼、檳榔、厚朴所能祛逐，必得瓜蔞始得推盪開脾，少加甘草以和之，不至十分猛烈也。

扶正散邪湯

人參一錢　白朮　茯苓　柴胡各三錢　半夏　甘草各一錢

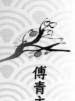

水煎服。

此方專治正氣虛而邪氣入之者，如頭痛、發熱，右寸脈大於左寸口者，急以此方投之，無不痊癒。

火證門

瀉火湯總方

梔子三錢　白芍五錢　丹皮三錢　元參二錢　甘草一錢

水煎服。

心火加黃連一錢，胃火加生石膏三錢，腎火加黃柏、知母各一錢，肺火加黃芩一錢，大腸火加地榆一錢，小腸火加天冬、麥冬各一錢，膀胱火加澤瀉三錢。治火何獨治肝經？蓋肝屬木，最易生火，肝火散則諸經之火俱散。但散火必須用下洩之藥，而使火之有出路也則得矣。

火　證

真火證初起必大渴引飲，身有斑點，或身熱如焚，或發狂亂語。

【方用】石膏　知母各三錢　元參一兩　甘草　升麻各三錢　麥冬一兩　半夏三錢　竹葉一百片

水煎服，一劑少止，三劑癒。

火　越

此乃胃火與肝火共騰而外越，不為丹毒即為痧疹，非他火也。

【方用】元參一兩　乾葛三兩　升麻　青蒿　黃耆各三錢

水煎服。

此方妙在用青蒿，肝胃之火俱平，又佐以群藥重劑而火安有不減者乎。治小兒亦效。

燥　證

此症初起，喉乾口渴，乾燥不吐痰，乾咳不已，面色日紅，不畏風吹者是也。

【方用】麥冬　元參各五錢　桔梗三錢　甘草一錢　陳皮三分　百部八分　花粉一錢

水煎服。

治火丹神方

絲瓜子一兩　柴胡一錢　元參一兩　升麻一錢　當歸五錢

水煎服。小兒服之亦效。

消食病

此火盛之病，大渴引飲，呼水自救，朝食即飢，或夜食不止。

【方用】元參一兩　麥冬五錢　生地三錢　竹葉三十片　菊花　白芥子　丹皮各二錢　陳皮五分

水煎服。

痿　證

不能起床已成廢人者，此乃火盛內熾，腎水熬乾，治法宜降胃火以補腎水，方用降補湯。

熟地　元參各一兩　甘菊花五錢　麥冬一兩　生地五錢　車前子二錢　人參三錢　沙參五錢　地骨皮五錢

水煎服。

痿　證

人有兩足無力不能起立而又健飯，少飢即頭面皆熱，咳嗽不已，此亦痿證，方用起痿至神湯。

熟地　元參　山藥　菊花各一兩　當歸　白芍　人參各五錢　神麴二錢　白芥子三錢

水煎服。三十劑而癒。

鬱結門

開　鬱

如人頭痛身熱，傷風咳嗽，或心不爽而鬱氣蘊結中懷，或氣不舒而怒氣留於脅下，斷不可用補藥。

【方用】當歸三錢　白芍五錢　柴胡一錢　半夏二錢　枳殼　甘草各一錢　白朮二錢　丹皮　薄荷各一錢

水煎服。

頭痛加川芎一錢；目痛加蒺藜一錢，菊花一錢；鼻塞加蘇葉一錢；喉痛加桔梗二錢；肩背痛加枳殼、羌活；兩手痛加薑黃或桂枝一錢；腹痛不可按者加大黃二錢；按之而不痛者加肉桂一錢，餘不必加。

關　格

怒氣傷肝而肝氣衝於胃口之間，腎氣不得上行，肺氣不得下行而成此證。以開鬱為主。

【方用】荊芥　柴胡　川鬱金　茯苓　蘇子　白芥子各一錢　白芍三錢　甘草五分　花粉一錢

水煎服。

【又方用】陰陽水各一碗，加鹽一撮，打百餘下起泡，飲之即癒。凡上焦有疾欲吐而不能吐者，飲之即吐。

虛勞門

勞證、虛損辨

二證外相似而治法不同。虛損者，陰陽兩虛也，勞證者，陰虛陽亢也。故虛損可用溫補，勞證則忌溫補而用清補，兩證辨法不必憑脈，但看人著復衣此著單衣者為勞證；人著單衣此著復衣者為虛損。勞證骨蒸而熱；虛損榮衛虛而損也。

內傷發熱

【方用】當歸一錢　白芍二錢　柴胡　陳皮　梔子各一錢　天花粉二錢　甘草一錢

水煎服。

凡肝木鬱者，此方一劑即快。人病發熱，有內傷、外感，必先散其邪氣，邪氣退而後補正氣，正不為邪氣所傷也。但外感、內傷不可用一方也。

未成勞而將成勞

【方用】熟地一兩　地骨皮　人參　麥冬各五錢　白芥子三錢　白朮一錢　山藥三錢　五味子三分

水煎服。

凡人右寸脈大於左寸脈，即內傷之證，不論左右關尺脈何如，以此方投之效驗。

陽虛下陷

凡人飢飽勞役，內傷正氣，以致氣乃下行，脾胃不行

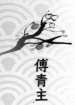

克化，飲食不能運動，往往變成勞瘵。蓋疑飲食不進為脾胃之病，肉黍之積，輕則砂仁、枳殼、山楂、麥芽之品，重則芒硝、大黃、牽牛、巴豆之類，紛然雜進，必致膨悶而漸成勞矣。若先以升提之藥治之，何至於成勞。

【方用】人參　柴胡　陳皮　甘草各一錢　黃耆　白朮各三錢　升麻三分

水煎服。

陰虛下陷

凡人陰虛脾洩歲久不止，或食而不化，或化而溏洩。

【方用】熟地一兩　山藥　山茱萸各五錢　茯苓三錢　白朮五錢　肉桂一錢　升麻三分　五味子　車前子各一錢

水煎，晚服。

此方純是補陰之藥，且有升麻以提陰中之氣，又有溫燥之品以暖命門而健脾土，何致溏洩哉！

陰虛火動，夜熱晝寒

此腎水虛兼感寒，或腎水虧竭夜熱晝寒。若認作陽證治之，則口渴而熱益熾，必致消盡陰水，吐痰如絮，咳嗽不已，聲啞聲嘶，變成勞瘵。法當峻補其陰，則陰水足而火焰消，骨髓清泰矣。

【方用】熟地一兩　山茱萸五錢　五味子　麥冬各三錢　元參一兩　地骨皮五錢　沙參三錢　芡實五錢　白芥子三錢　桑葉十四片

水煎服。

此方陰虛火動者神效。

陰寒無火

【方用】肉桂一錢　附子三錢　熟地一兩　白朮　人參各三錢　柴胡一錢

水煎服。

二方治陰之中即有以治陽，治陽之中即藏於補陰。

過　勞

凡人過勞，脈必大不倫。若不安閒作息，必有吐血之證，法當滋補。

【方用】熟地五兩　山茱萸四兩　當歸半斤　黃耆　白芍各五錢　人參三兩　白朮五兩　茯苓三兩　砂仁二兩　陳皮五錢　神麴一兩　五味子　麥冬各三兩　蜜丸。

早晚滾水送下五錢。

日重夜輕

病重於日間而發寒發熱較夜尤重，此症必須從天未明而先截之。

【方用】人參一錢　黃耆五錢　當歸三錢　白朮五錢　枳殼　青皮　陳皮各一錢　柴胡三錢　半夏　甘草各一錢　乾薑五分

水煎服。

【又方】熟地一兩　人參一錢　白朮五錢　陳皮、甘草各一錢　柴胡二錢　白芥子一錢

水煎服。

夜重日輕

病重於夜間而發寒發熱，或寒少熱多，或熱少寒多，一到天明，便覺清爽，一到黃昏，即覺沉重，此陰氣虛甚

也。

【方用】熟地一兩　山茱萸四錢　當歸　白芍　柴胡各三錢　陳皮　生何首烏各三錢　鱉甲五錢　白芥子、麥冬各三錢　五味子一錢

水煎服。

此方妙在用鱉甲，乃至陰之物，逢陰則入，遇陽則轉；生何首烏直入陰經，亦攻邪氣；白芥子去痰又不耗真陰之氣，有不奏功者乎！必須將黃昏時服，則陰氣固而邪氣不敢入矣。

陰邪兼陽邪

此症亦發於夜間，亦發寒發熱，無異純陰邪氣之症，但少少煩躁耳，不若陰證之常靜也。法當於補陰之中少加陽藥一二味，使陽長陰消，自奏功如響矣。

【方用】熟地一兩　山茱萸四兩　鱉甲五錢　當歸三錢　人參二錢　白朮三錢　茯苓五錢　柴胡二錢　白芥子三錢　陳皮一錢　麥冬　五味子　生何首烏各三錢

水煎服。

氣血兩虛

飲食不進，形容枯槁。補其氣，血益燥；補其血，氣益餒。助胃氣而盜汗難止，補血脈而胸膈阻滯，法當氣血同治。

【方用】人參　白朮　川芎各一錢　當歸二錢　熟地三錢　麥冬五錢　白芍三錢　茯苓二錢　甘草八分　神麴　陳皮各五分　穀芽一錢

水煎服。

此治氣血兩補與八珍湯同功而勝於八珍湯者，妙在補中有調和之法耳。

氣虛胃虛

人有病久而氣虛者，必身體羸弱，飲食不進，或大便溏洩，小便艱澀。

【方用】人參一兩　白朮五錢　茯苓三錢　甘草　陳皮　澤瀉　車前子各一錢

水煎服。

此方用人參為君者，問其胃氣。蓋胃為腎之關，關門不開，則上之飲食不能進，下之糟粕不能化，必用人參以養胃土，茯苓、車前以分消水氣。如服此不效，兼服八味丸最能實大腸而利膀胱也。

氣虛飲食不消

飲食入胃必須氣充足始能消化而生津液，今飲食不消，氣虛故。

【方用】人參二錢　黃耆　白朮　茯苓各三錢　神麴五分　甘草三錢　麥芽五分　山楂三個　陳皮五分

水煎服。

傷麵食加萊菔子，有痰加半夏、白芥子各一錢，咳嗽加蘇子一錢、桔梗二錢，傷風加柴胡二錢，夜臥不安加炒棗仁二錢，胸中微痛加枳殼五分。方內純是開胃之品，又恐飲食難消後加消導之品則飲食化而津液生矣。

血虛面色黃瘦

出汗、盜汗，夜臥常醒，不能潤色以養筋是也。血虛自當補血，捨四物湯又何求耶？今不用四物湯。

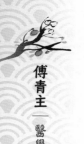

【方用】熟地一兩　麥冬三錢　桑葉十片　枸杞子三錢　當歸五錢　茜草一錢

水煎服。

此方妙在桑葉，補陰生血。又妙在茜草，血得活而益生，況又濟之歸、地、麥、杞大劑以共生。

肺脾雙虧

咳嗽不已，吐瀉不已，此肺脾受傷也。人以咳嗽宜治肺，吐瀉宜治脾。殊不知咳嗽由於脾氣衰，斡旋之令不行，則上為咳嗽；吐瀉由肺氣弱，清肅之令不行，始上吐而下瀉矣。

【方用】人參錢半　麥冬　茯苓各二錢　柴胡　神麴　薏苡仁各五分　車前子　甘草各一錢

水煎服。

此治脾治肺之藥合而用之，咳嗽、吐瀉之病各癒，所謂一方而兩用之也。

肝腎兩虛

腎水虧不能滋肝，肝木抑鬱而不舒。必有兩脅飽悶之症。肝火不能生腎中之火，則腎水日寒，必有腰背難於俯仰之症。此症必須肝腎同補。

【方用】熟地一兩　山茱萸　當歸　白芍各五錢　柴胡二錢　肉桂一錢

水煎服。

熟地、山茱萸補腎之藥，歸、芍、柴、桂補肝之品，即云平補，似乎用藥不宜有重輕。今補肝之藥多於補腎者何？蓋腎為肝之母，肝又為命門之母，豈有木旺而不生命

門之火者哉。

心腎不交

腎，水臟也。心，火臟也。是心、腎二經為仇敵矣。似不可牽連而合治之也，不知心、腎相剋而實相須。腎無心之火則水寒，心無腎之水則火熾，心必得腎水以滋潤，腎必得心火以溫暖。如人驚惕不安，夢遺精洩，皆心腎不交之故。人以驚惕為心之病，我以為腎之病。人以夢洩為腎之病，我以為心之病，非顛倒也，實有至理焉。細心思之，自然明白。

【方用】熟地五兩　山茱萸三兩　山藥三錢　人參三兩　白朮五兩　芡實五錢　茯神三兩　石菖蒲一兩　棗仁炒三兩　遠志一兩　五味子一兩　麥冬三兩　柏子仁三兩

蜜丸。每早晚溫水送下五錢。

此方之妙治腎之藥少於治心之味。蓋心君寧靜，腎氣自安，何至心動。此治腎正所以治心，治心即所以治腎也，所謂心腎相依。

精滑夢遺

此症人以為腎虛也，不獨腎病而心病也，宜心腎兼治。

【方用】熟地半斛　山藥一兩　山茱萸四兩　人參三兩　白朮四兩　茯苓　麥冬各三兩　肉桂　鹿茸各一兩　砂仁五錢　棗仁炒　遠志　杜仲各一兩　白芍三兩　附子一錢　柏子仁　補骨脂各一兩　紫河車一副　巴戟天三兩　五味子一兩　肉蓯蓉三兩

蜜丸。早晚白水送下五錢。

此方用熟地、山藥、山茱萸之類補腎也。巴戟天、肉蓯蓉、附子、鹿茸補腎中之火也。可以已矣而又必加人人參、茯苓、柏子仁、麥冬、遠志、棗仁者何也？蓋腎火虛由於心火虛也。使補腎火不補心火，則反增上焦枯渴，欲補腎火則必須補心火，則水火相濟也。

夜夢遺精

此症由於腎水耗竭，上不能通於心，中不能潤於脾，下不能生於肝，以致玉關不閉，無夢且遺。法當補腎而少佐以益心、肝、脾之品。

【方用】熟地一兩　山茱萸四錢　白朮五錢　茯苓　白芍　生棗仁　當歸　薏苡仁各三錢　茯神二錢　五味子　白芥子一錢　肉桂　黃連各五分

水煎服。一劑止，十劑不犯。

遺精健忘

遺精，下病也。健忘，上病也。何以合治之而咸當乎？蓋遺精雖是腎水之虛，而實本於君火之弱。今補其心君則玉關不必閉而自閉矣，所謂一舉而兩得也。

【方用】人參一兩　蓮鬚二兩　芡實三兩　熟地五兩　山藥四兩　五味子一兩　麥冬　生棗仁各三兩　遠志　柏子仁（去油）各一兩　石菖蒲一兩　當歸　山茱萸各三兩

蜜丸。每日服五錢，白水下。

倒飽中滿

氣虛不能食，食則倒滿。

【方用】人參一錢　白朮二錢　茯苓三錢　陳皮三

分　甘草一錢　山藥三錢　芡實五錢　薏苡仁五錢　萊菔子
一錢

水煎服。下喉雖則微脹，入腹漸覺爽快。

久虛緩補

久虛之人，氣息奄奄，無不曰宜急治矣。不知氣血大
虛，驟加大補之劑，力量難任，必致胃口轉膨脹，不如緩
緩清補之。

【方用】當歸一錢　白芍二錢　茯苓一錢　白朮五
分　人參三分　山藥一錢　陳皮　麥芽　炮薑各三錢　棗仁
五分　甘草三分

水煎服。

此方妙在以白芍為君，引參、苓入肝為佐。小小使令
徐徐奏功，使脾氣漸實，胃口漸開，然後再用純補之劑，
先宜緩補之也。

補　氣

右手脈大，氣分之勞也。方用**補氣丸**。

人參　黃蓍各三兩　茯苓四兩　白朮半斛　白芍三
兩　陳皮一兩　炙甘草八錢　五味子一兩　麥冬二兩　遠
志　白芥子各一兩

蜜丸。早晚服五錢，白水下。

補　血

左手脈大，血分之勞也，方用**補血丸**。

熟地　白芍半斛　山茱萸　當歸四兩　麥冬　棗
仁　白芥子　五味子各一兩　砂仁　肉桂五錢

蜜丸。晚服一兩，白水下。

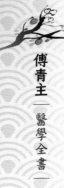

如身熱，去肉桂加地骨皮五錢。

出　汗

人有病不宜汗多。若過出汗，恐其亡陽，不可不用藥以斂之。

【方用】人參　黃著　當歸各一兩　桑葉五片　麥冬三錢　炒棗仁一錢

水煎服。

勞　證

勞證既成，最難治者，必有蟲生之以食人之氣血也。若徒補氣血而不入殺蟲之藥，則飲食入胃，只蔭蟲而不生氣血。若但殺蟲而不補氣血，則五臟俱受傷又何有生理哉？惟於大補之中加殺蟲之藥，則元氣既全，真陽未散，蟲死而身安矣。

【方用】人參　白薇各三兩　熟地　地栗粉　何首烏　桑葉半斛　鱉甲　山藥一兩　神麴　麥冬五兩

熟地為丸。每日白水送下五錢，半年蟲從大便出矣。

痰嗽門

古人所主治痰之法，皆是治痰之標，而不能治其本也。如二陳湯上、中、下、久、暫之痰皆能治之，而其實無實效也。今立三方，痰證總不出其範圍也。

初病之痰

傷風咳嗽吐痰是也。

【方用】陳皮　半夏　天花粉　茯苓　蘇子　甘草各一錢

水煎服。

二劑而痰可消矣。此去上焦之痰，上焦之痰原在胃中，而不在肺。去其胃中之痰肺金自然清肅又何至火之上升哉！

已病之痰

必觀其色之白與黃而辨之。黃者火已退也，白者火正熾也。正熾者，用寒涼之品；將退者，用祛逐之味，今一方而俱治之。

【方用】白朮　白芥子各三錢　茯苓五錢　陳皮　甘草各一錢　枳殼五分

水煎服。

有火加梔子，無火不必加。此方健脾去濕治痰之在中焦者也。

【又方】白朮　茯苓　薏苡仁各五錢　天花粉二錢　陳皮一錢　人參五分　益智仁三分

水煎服。

有火加黃芩一錢，無火加乾薑一錢、甘草二分。此方健脾去濕而不耗氣。二劑而痰自消也。

久病之痰

久病痰多，切不可作脾濕生痰論之。蓋久病不癒，未有不因腎水虧損者也。非腎水泛上為痰即腎火沸騰為痰，當補腎以祛逐之。

【方用】熟地　薏苡仁各一兩　山藥　麥冬　芡實　山茱萸各五錢　五味子　茯苓各三錢　益智仁二錢　車前子一錢

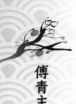

水煎服。

此治水泛為痰之聖藥也。若火沸騰為痰，加肉桂一錢，補腎祛濕而化痰。水入腎宮，自變為真精而不化痰矣。此治下焦之痰也。

【又方】六味地黃湯加麥冬、五味子，實有奇功，無火加桂、附。

滯　痰

夫痰之滯，乃氣之滯也。苟不補氣而惟去其痰，未見痰去而病消也。

【方用】人參　陳皮　天花粉　白芥子各一錢　白朮二錢　茯苓三錢　蘇子八分　白蔻二粒

水煎服。

濕　痰

治痰之法，不可徒去其濕，必以補氣為先而佐以化痰之品，乃克有效。

【方用】人參一兩　薏苡仁五錢　茯苓　半夏　神麴各三錢　陳皮　甘草各一錢

水煎服。

此方之中用神麴，人多不識，謂神麴乃消食之味，非化痰之品，不知痰之積聚稠黏甚不易化，惟用神麴以發之，則積聚稠黏開矣。繼之以半夏、陳皮可以奏功，然雖有陳、半消痰，使用不多，用人參則痰難消。今有人參以助氣，又有薏苡仁、茯苓健脾去濕而痰焉有不消者乎。

【方用】貝母　半夏　茯苓各三錢　白朮五錢　神麴二錢　甘草　桔梗　白礬　炙紫菀各一錢

水煎服（此方前六味誤入頑痰項下，今移此）。

此方妙在貝母、半夏同用，一燥一濕，使痰無處逃避。又有白礬消塊，梗、菀去邪，甘草調中，有不奏功者乎。

水泛為痰

腎中之水，有火則安，無火則泛。倘人過於人房則水去而火亦去，久之則水虛而火亦虛。水無可藏之地，必泛上為痰矣。治之法，欲抑水之下降，必先使水之下溫。當於補腎之中，加大熱之藥，使水足以制火，火足以暖水，則水火有既濟之道，自不上泛為痰矣。

【方用】熟地一兩　山茱萸五錢　肉桂二錢　牛膝三錢　五味子一錢

水煎服。

一劑而痰下行矣，二劑而痰自消矣。

中氣又中痰

中氣中痰雖若中之異而實中於氣之虛也。氣虛自然多痰，痰多必然耗氣，雖分實合也。

寒　痰

人有氣虛而痰寒者，即用前方加肉桂三錢、乾薑五分足之矣。

熱　痰

人有氣虛而痰熱者。

【方用】當歸三錢　白芍二錢　麥冬　茯苓各二錢　陳皮　甘草　花粉白芥各一錢　神麴三分

水煎服。

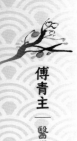

老痰

凡痰在胸膈而不化者，謂之老痰。

【方用】柴胡　茯苓　甘草　陳皮　丹皮　天花粉各一錢　白芍　薏苡仁各三錢　白芥子五錢

水煎服。

此方妙在白芥子為君，薏苡仁、白芍為臣，柴胡、天花粉為佐，使老痰無處可藏。十劑而老痰可化矣。

頑痰

痰成而塞咽喉者，謂之頑痰。

【方用】人參一兩　半夏　南星　茯苓各三錢　附子一錢　甘草一兩

水煎服。

人參原是氣分之神劑，而亦消痰之妙藥，半夏、南星雖逐痰之妙品，而亦扶氣之正藥；附子、甘草一仁一勇，相濟而成。

濕嗽

秋傷於濕，若用烏梅、粟殼等味，斷乎不效。

【方用】白朮三錢　陳皮　當歸　甘草　枳殼　桔梗各一錢

水煎服。

三劑然矣。冬嗽皆秋傷於濕也，豈可拘於受寒乎！

久嗽

【方用】人參五錢　白芍　棗仁各三錢　五味子　白芥子各一錢　益智仁五分

水煎服。

【方用】烏梅　瓜蔞仁（去油）五錢　杏仁　硼砂各一錢　人參（童便浸）一兩　五味子（酒蒸）五錢　寒水石（火煅）一錢　胡桃仁一錢去油　薄荷五分　甘草五分　貝母三兩

蜜丸，櫻桃大。淨綿包之。口中噙化。虛勞未曾失血，脈未數者，皆用之，無論老少神效。十粒見功，二十粒癒。

【又方用】人參、當歸、細辛各一錢，水煎，連渣嚼盡，一二劑即癒。

肺嗽兼補腎

肺嗽之症，本是肺虛，其補腎肺也明矣，奈何兼補腎乎？

肺經之氣夜必歸於腎，若肺金為心火所傷，必求救於其子，子若力量不足，將何以救其母哉。

【方用】熟地　麥冬各一兩　山茱萸四錢　元參五錢　蘇子　牛膝各一錢　沙參　天冬各二錢　紫菀五分

水煎服。

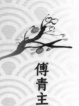

男科卷二

喘證門

氣治法

氣虛、氣實不可不平之也，氣實者非氣實，乃正氣虛而邪氣實也，法當用補正之藥而加祛逐之品，則正氣足邪氣消矣。

【方用】人參　白朮　麻黃　半夏　甘草各一錢　白芍三錢　柴胡二錢

水煎服。

推而廣之，治氣非一條也，氣陷補中益氣湯可用；氣衰六君子湯可採；氣寒人參白朮附子湯可施；氣虛則用四君子湯；氣鬱則用歸脾湯；氣熱用生脈散；氣喘用獨參湯；氣動用二陳湯加人參；氣壅塞用射干湯；氣逆用逍遙散。氣虛則羸弱，氣實則旺甚。氣虛用前方，氣實另一方：

白朮　柴胡　甘草　梔子各一錢　茯苓三錢　白芍二錢　陳皮　枳殼各五分　山楂十個　水煎服。

氣　喘

凡人氣喘而上者，人以為氣有餘也，殊不知氣盛當作氣虛看，有餘當作不足看，若認作肺氣之盛而用蘇葉、桔梗、百部、豆根之類，去生遠矣。

【方用】人參三兩　牛膝三錢　熟地五錢　山茱萸四

錢　枸杞子　五味子各一錢　麥冬五錢　胡桃三個　生薑五
片　水煎服。

此方不治肺而正所以治肺也，或疑人參乃健脾之藥，
既宜補腎不宜多用人參，不知腎水大虛，一時不能遽生，
非急補其氣，則元陽一線必且斷絕，況人參少用則泛上，
多用即下行，妙在用人參三兩，使下達病源，補氣以生腎
水。方中熟地、山萸之類，同氣相求，直入命門，又何患
其多哉。若病重之人尤宜多加。

但喘有初起之喘，有久病之喘。初起之喘多實邪，久
病之喘多氣虛。實邪喘者必抬肩，氣虛喘者微微氣息耳。
此方治久病之喘，若初起之喘四磨四七湯一劑即止。喘不
獨肺氣虛而腎水竭也。

實　喘

黃芩二錢　柴胡　甘草各五分　麥冬三錢　蘇葉　烏
藥　半夏　山豆根各一錢　水煎服。

一劑喘定，不定再劑也。凡實喘證氣大急，喉中必作
聲，肩必抬，似重而實輕也。

虛　喘

大抵此等症氣少息，喉無聲肩不抬也，乃腎氣大虛，
脾氣又復將絕，故奔衝而上，欲絕未絕也，方用救絕湯。

人參　熟地各一兩　山茱萸三錢　牛膝　五味子　白
芥子各一錢　麥冬五錢
水煎服。

氣短似喘

氣短似喘而實非喘也，若作實喘治之立死，蓋氣短乃

腎氣虛耗，氣沖上焦壅塞於肺經，不足之症也。

【方用】人參二兩　熟地一兩　山茱萸　牛膝　補骨脂　枸杞子各三錢　麥冬五錢　胡桃三個去皮　五味子二錢　水煎服。

三劑氣平喘定，此方妙在用人參之多，能下達氣原，挽回於無何有之鄉，又純是補肺補腎之品，子母相生，水氣自旺，則火氣自安於故宅，不上衝於喉門矣。

抬肩大喘

人忽感風邪，寒入於肺，以致喘急肩抬，氣逆痰吐不出，身不能臥

【方用】柴胡　茯苓　當歸　麥冬　桔梗各二錢　黃芩　甘草　半夏　射干各一錢　水煎服。

此方妙在用柴胡、射干、桔梗以發舒肺金之氣，半夏以袪痰，黃芩以袪火，蓋感寒邪內必變為熱證，故用黃芩以清解之。然徒用黃芩雖曰清火，轉足以遏抑其火，而火未必伏也，有射干、桔梗、柴胡一派辛散之品，則足以消火滅邪矣。

腎寒氣喘

人有氣喘不能臥，吐痰如湧泉者，舌不燥而喘不止，一臥即喘，此非外感之寒邪，乃腎中之寒氣也。蓋腎中無火則水無所養，乃泛上而為痰，方用六味地黃湯加桂、附大劑飲之，蓋人之臥必腎氣與肺氣相安，而後河車之路平安而無奔越也。

腎火扶肝上衝

凡人腎火逆扶肝氣而上衝，以致作喘，甚有吐紅粉痰

者，此又腎火炎上以燒肺金，肺熱不能克肝而龍雷之火並騰矣。

【方用】沙參　地骨皮各一兩　麥冬五錢　丹皮三錢　白芍五錢　白芥子二錢　桔梗五分　甘草三分。

水煎服。

此方妙在地骨皮清骨中之火，沙參、丹皮以養陰，白芍平肝，麥冬清肺、甘草、桔梗引入肺經，則痰消而喘定矣。

假熱氣喘吐痰

人有假熱氣喘吐痰者，人以為熱而非熱也，乃下元寒極逼其火而上喘也，此最危急之症，苟不急補其腎水與命門之火，則一線之微必然斷絕。

【方用】熟地四兩　山藥　麥冬各三兩　五味子　牛膝各一兩　肉桂　附子各一錢　水煎冷服一劑而癒。

喘　嗽

人有喘而且嗽者，人以為氣虛而有風痰也，誰知是氣虛不能歸源於腎，而肝木挾之作祟乎？

法當峻補其腎，少助以引火之品，則氣自歸源於腎而喘嗽俱止矣。

【方用】人參一兩　熟地二兩　麥冬五錢　牛膝　枸杞子　白朮　五味子　菟絲子各一錢　茯苓三錢　水煎服。

連服幾劑必有大功，倘以四磨四七湯治之則不效矣，即投貞元飲，此方專治喘而脈微澀者：

熟地三兩　當歸七錢　甘草一錢　水煎服。婦人多此症。

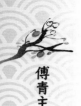

吐血門

陽證吐血

人有感暑傷氣忽然吐血盈盆，人以為陰虛也，不知陰虛吐血與陽虛不同，陰虛吐血人安靜無躁動，陽虛必大熱作渴欲飲冷水，舌必有刺；陰虛口不渴而舌苔滑也，法當清胃火，不必止血也。

【方用】人參　當歸　香薷　石膏各三錢　荊芥一錢　青蒿五錢　水煎服

此方乃陽證吐血之神劑也，方中雖有解暑之味，然補正多於解暑。去香薷一味實可同治，但此方只可用一二劑，即改六味地黃湯。

大怒吐血

其血也或傾盆而出或衝口而來，一時昏暈，死在頃刻，以止血治之則氣悶不安，以補血治之則胸滿不受，有變症蜂起而死者，不可不治之得法也，方用解血平氣散。

【方用】白芍　當歸各二兩　炒荊芥　黑山梔各三錢　紅花二錢　柴胡八分　甘草一錢　水煎服。

一劑而氣平舒，二劑而血止息，三劑而症大癒。

此症蓋怒傷肝不能平其氣，以致吐血，若不先舒其氣而遽止血，則愈激動肝火之氣，必氣愈旺而血愈吐矣。方中用白芍平肝又舒氣，柴胡、荊芥引血歸經，當歸、紅花生新去舊，安有不癒者哉！

吐　血

此症人非以為火盛即以為陰虧，用涼藥以瀉火，乃火

愈盛而血愈多，用滋陰之味止血之品仍不效，誰知是血不歸經乎？治法當用補氣之藥而佐以引血歸經之味，不止血而血自止矣。

【方用】人參五錢　當歸一兩　炒丹皮　黑芥穗各三錢　水煎服一劑而止。

此方妙在不專補血而反去補氣以補血，尤妙在不去止血而去行血以止血，蓋血逢寒則凝，逢散則歸經，救死於呼吸之際大有神功。

吐白血

血未有不紅者，何以名白血？不知久病之人吐痰皆白沫乃白血也。白沫何以名白血？以其狀似蟹涎，無敗痰存其中，實血而非痰也。若將所吐白沫露於星光之下一夜必變紅矣。此沫出於腎，而腎火沸騰於咽喉不得不吐者也，雖是白沫而實腎中之精。豈特血而已哉，苟不速治則白沫變為綠痰，無可如何矣。

【方用】熟地　麥冬各一兩　山藥　山茱萸　茯苓各五錢　丹皮　澤瀉各二錢　五味子一錢　水煎服。

日日服之。

血不歸經

凡人血不歸經，或上或下，或四肢毛竅各處出血，循行經絡，外行於皮毛，中行於臟腑，內行於筋骨，上行於頭目兩手，下行於二便一臍，周身無非血路，一不歸經，則各處妄行，有孔則鑽，有洞則洩，甚則嘔吐，或見於皮毛，或出於齒縫，或滲於臍腹，或露於二便，皆宜順其性以引之歸經。

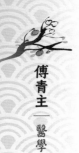

【方用】熟地　生地各五錢　當歸　白芍　麥冬各三錢　茜草根　荊芥　川芎　甘草各一錢　水煎服。

此方即四物湯加減，妙在用茜草引血歸經。

三黑神奇飲

丹皮（炒黑）七分　黑山梔五分　真蒲黃（炒黑）一錢二分　貝母一錢　川芎（酒洗）　生地（酒洗）各一錢　水二杯，童便、藕汁各半杯煎服。

此方治吐血神效無比，二劑止。

六味地黃湯加麥冬、五味子最能補腎滋肝，木得其養則血有可藏之經而不外洩，血證最宜服之。

嘔吐門

脾胃證辨

人有能食而不能化者，乃胃不病而脾病也，當補脾，而補脾尤宜補腎中之火，蓋腎火能生脾土也。不能食，食之而安然者，乃脾不病而胃病也，不可補腎中之火，當補心火，蓋心火能生胃土也。

世人一見不飲食，動曰脾胃虛也，殊不知胃之虛寒責之心，脾之虛寒責之腎，不可不辨也。

反胃大吐

大吐之症，舌有芒刺，雙目紅腫，人以為熱也，誰知是腎水之虧乎？

蓋脾胃必借腎水而滋潤，腎水之虧則脾胃之火沸騰而上，以致目紅腫而舌芒刺也，但此症時躁時靜，時欲飲水，及水到又不欲飲，即強之飲，亦不甚快，此乃上假熱

而下真寒也，宜六味地黃湯加桂、附，水煎服。

【外治法】先以手擦其足心，使之極熱，然後用附子一個煎湯，用鵝翎掃之，隨乾隨掃，少頃即不吐矣。後以六味地黃湯大劑飲之即安然也，或逍遙散加黃連亦立止也，無如世醫以雜藥投之而成噎膈矣。

【方用】熟地三兩　山茱萸　元參各一兩　當歸五錢　牛膝　白芥子各三錢　五味子二錢　水煎服。

蓋腎水不足則大腸必乾而細，飲食入胃難於下行，故反而上吐矣。

寒邪犯腎大吐

寒入腎宮將脾胃之水挾之盡出，手足厥逆，小腹痛不可忍，以熱物熨之少快，否則寒冷難支，人多以為胃病，其實腎病也。

【方用】附子一個　白朮四兩　肉桂一錢　乾薑三錢　人參三兩　水煎服。

此藥下喉便覺吐定，煎渣再服，安然如故。

嘔　吐

世人皆以嘔吐為胃虛，誰知由於腎虛乎？故治吐不效，未窺見病之根也。

【方用】人參　芡實各三錢　白朮　薏苡仁各五錢　砂仁五粒　吳茱萸五分　水煎服。

火　吐

此症若降火，則火由脾而入於大腸，必變為便血之症，法宜清火止吐。

【方用】茯苓一兩　人參二錢　砂仁三粒　黃連三

錢　水煎服。

寒　吐

此症若降寒，則又引入腎而流於膀胱，必變為遺尿之症，法宜散寒止吐。

【方用】白朮二兩　人參五錢　附子　乾薑各一錢　丁香五分　水煎服。

此方散寒而用補脾之品，則寒不能上越而亦不得下行，勢不能不從臍出也。

胃　吐

此症由於脾虛，脾氣不得下行，自必上反而吐，補脾則胃安。

【方用】人參　茯苓各三錢　白朮五錢　甘草　肉桂　神麴　半夏各一錢　砂仁三粒　水煎服。

此方治胃病以補脾者何也？蓋胃為脾之關，關門之沸騰由於關中之潰亂，欲使關外之安靜，必先使關中之安寧，況用砂仁、半夏、神麴等味，全是止吐之品，有不奏功者乎！此脾胃兩補之。

反　胃

人有食入而即出者，乃腎水虛不能潤喉，故喉燥而即出也。

【方用】熟地二兩　山茱萸　茯苓　麥冬各五錢　山藥一兩　澤瀉　丹皮各三錢　五味子一錢　水煎服。

此症又有食久而反出者，乃腎火虛不能溫脾，故脾寒而反出也。

【方用】熟地二兩　山茱萸一兩　山藥六錢　茯苓　丹

皮　附子　肉桂各三錢　澤瀉二錢　水煎服。

胃　寒

心腎兼補治脾胃兩虛者固效，若單胃之虛寒，自宜獨治心之為妙。

【方用】人參　遠志各一兩　白朮　茯苓　蓮子　白芍各三兩　菖蒲　良薑　棗仁各五錢　半夏　附子　白芥子　山藥各四錢　蜜丸，每日白水送下五錢。

胃寒吐瀉　心寒胃弱

此症由於心寒胃弱，嘔吐不已，食久而出是也；下痢不已，五更時痛瀉三五次者是也。人以為脾胃之寒，服脾胃之藥而不效者何也？

蓋胃為腎之關，而脾為腎之海，胃氣弱不補命門之火，則心包寒甚，何以生胃土而消穀食；脾氣弱不補命門之火，則下焦虛冷，何以化飲食而生精華，故補脾胃莫急於補腎也。

【方用】熟地　茯苓　人參各三兩　山茱萸二兩　山藥四兩　附子　肉桂五味子各一兩　吳茱萸五錢　蜜丸，每日白水送下五錢，空心。

臌證門

水　臌

此症滿身皆水，按之如泥者是。若不急治，水流四肢，不得從膀胱出，則為死症矣。方用**決流湯**。

黑丑　甘遂各二錢　肉桂三分　車前子一兩　水煎服。

一劑水流斗餘，二劑痊癒，斷勿與三劑也。與三劑反

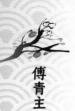

殺之矣。蓋二丑、甘遂最善利水，又加肉桂、車前子引水以入膀胱，利水而不走氣，不使丑、遂之過猛也。二劑之後，須改五苓散調理二劑，再用六君子湯補脾可也。忌食鹽，犯之必不救矣。

氣 臌

此症氣虛作腫，似水而實非水也，但按之不如泥耳。必先從腳面上腫起，後漸腫至身上，於是頭面皆腫者有之，此之謂之氣臌，宜於健脾行氣之中加引水之品，若以治水臌法治之是速之死也。

【方用】白朮　茯苓　薏苡仁各一兩　甘草　肉桂各一分　枳殼五分　人參　蘿蔔子　神麴　車前子各一錢　山藥五錢　水煎服。

初服若覺有礙，久之自有大功，三十劑而癒矣。亦忌食鹽，秋石亦忌。

蟲 臌

此症小腹痛，四肢浮腫而未甚，面色紅而有白點如蟲食之狀，是謂之蟲臌，方用**消蟲神奇丹**：

當歸　鱉甲　地栗粉各一兩　雷丸　神麴　茯苓　白礬各三錢　車前子五錢　水煎服。

一劑下蟲無數，二劑蟲盡臌消，不必三劑。但病好必用六君子湯去甘草調理。

血 臌

此症或因跌閃而瘀血不散，或憂鬱而結血不行，或風邪而蓄血不散，留在腹中致成血臌，飲食入胃不變精血反去助邪，久則腹脹成臌矣，倘以治水法逐之而症非水，徒

傷元氣；以治氣法治之而又非氣，徒增飽滿。方用**逐瘀湯**：

水蛭三錢，此物最難死，火燒經年入水猶生，必須炒黃為末方妥，當歸二兩　雷丸　紅花　枳殼　白芍　牛膝各三錢　桃仁四十粒水煎服。

一劑血盡而癒。切勿與二劑。當改四物湯調理，於補血內加白朮、茯苓、人參補元氣而利水，自然全癒。不則恐成千枯之症。

辨血臌惟腹脹如臌而四肢手足並無臌意也。

水證門

水腫

此症土不能剋水也。

【方用】牽牛　甘遂各二錢　水煎服。

此症治法雖多，獨此方奇妙，其次雞屎醴亦效，雞屎醴治血臌尤效。

呃逆

此症乃水氣凌心包也。心包為水氣所凌，呃逆不止，號召五臟之氣救水氣之犯心也，治法當利濕分水。

【方用】茯神　薏苡仁各一兩　芡實　丁香各五錢　蒼朮　白朮　人參各三錢　法製半夏　陳皮各一錢　吳茱萸三分　水煎服，二劑癒。

水結膀胱

此症目突口張，足腫氣喘，人以為不治之症，不知膀胱與腎相為表裡，膀胱之開合腎司其權，特通其腎氣而膀

胱自通矣。方用**通腎消水湯**。

　　熟地　　山藥　　薏苡仁各一兩　　山茱萸錢半　　茯神五
錢　肉桂　牛膝各一錢　車前子三錢　水煎服

濕證門

黃　證

　　此證外感之濕易治，內傷之濕難療。外感者利水則
癒，若內傷之濕瀉水則氣消，發汗則精洩，必健脾行氣而
後可也。

　　【方用】白朮　茯苓　薏苡仁各一兩　茵陳　黑梔各
三錢　陳皮五分　水煎服。

　　此方治內傷之濕，不治外感之濕，若欲多服去梔子。

痺　證

　　此證雖因風、寒、濕而來，亦因元氣之虛，邪始得乘
虛而入，倘攻邪而不補正，則難癒矣。今於補正之中佐以
去風、寒、濕之品，而痺如失矣。

　　【方用】白朮五錢　人參三錢　茯苓一兩　柴胡　附
子　半夏各一錢　陳皮五分　水煎服。

傷　濕

　　此症惡濕，身重足腫，小便短赤。

　　【方用】澤瀉　豬苓各三錢　肉桂五分　茯苓　白朮各
五錢　柴胡　半夏　車前子各一錢　水煎服，一劑癒。

腳　氣

　　今人以五苓散去濕亦是正理，然不升其氣，而濕未必
盡去也，必須提氣而水乃散也。

【方用】黃蓍一兩　人參　白朮各三錢　防風　肉桂　柴胡各一錢　薏苡仁　芡實　白芍各五錢　半夏二錢　陳皮五分　水煎服。

此方去濕之聖藥，防風用於黃蓍之中已足提氣而去濕，又助之柴胡舒氣，氣自升騰，氣升則水散，白朮、茯苓、薏苡仁、芡實俱是去濕之品，有不神效者乎！

洩瀉門

瀉　甚

一日五六十回傾腸而出，完穀不化，糞門腫痛，如火之熱，苟無以救之，必致立亡。方用**截瀉湯**：

薏苡仁　白芍各二兩　山藥　車前子各一兩　黃連　茯苓各五錢　澤瀉　甘草各二錢　人參三錢　肉桂三分　水煎服。

水　瀉

白朮一兩　車前子五錢　水煎服。

此方補腎健脾，利水去濕，治瀉神效。

火　瀉

完穀不化，飲食下喉即出，日夜數十次，甚至百次，人皆知其熱也。然而熱之生也何故？

生於胃中之水衰，不能制火，使胃土關門不守於上，下所以直進而直出也，論其勢之急迫，似乎宜治其標，然治其標而不能使火之驟降，必須急補腎中之水，使火有可居之地，而後不致上騰也。

【方用】熟地　白芍各三錢　山茱萸　茯苓　甘

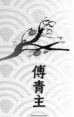

草　車前子各一兩　肉桂三分　水煎服。

此乃補腎之藥，非止瀉之品，然而止瀉之妙捷如桴鼓，世人安知此也。

水　瀉

此乃純是下清水，非言下痢也。痢無止法，豈瀉水亦無止法乎？故人患水瀉者，急宜止遏。

【方用】白朮五錢　茯苓三錢　吳茱萸五分　車前子　五味子各一錢　水煎服。

洩瀉吞酸

洩瀉寒也，吞酸火也。似乎寒熱殊而治法異矣，不知吞酸雖熱由於肝氣之鬱結，洩瀉雖寒由於肝木之剋脾，苟用一方以治木鬱，又一方以培脾土，土必大崩，木必大凋矣。不若一方而兩治之為癒也。

【方用】白芍五錢　柴胡　車前子各一錢　茯苓三錢　陳皮　甘草　神麴各五分　水煎服。

此方妙在白芍以舒肝木之鬱，木鬱一舒，上不剋胃，下不剋脾，又有茯苓、車前以分消水濕之氣，則水盡從小便出，而有餘之水以吞酸刺汁以洩瀉哉。

痢疾門

火邪內傷辨

火邪之血色必鮮紅，脈必洪緩，口必渴而飲冷水，小便必澀而赤濁；內傷之血色不鮮而紫暗，或微紅淡白，脈必細而遲，或浮澀而空，口不渴，即渴而喜飲熱湯，小便不赤不澀，即赤而不熱不濁，此訣也。

痢　疾

此症感濕熱而成，紅白相見，如膿如血，至危至急者也，苟用涼藥止血，熱藥攻邪，俱非善治之法。

【方用】白芍　當歸各二兩　枳殼　檳榔各二錢　滑石三錢　廣木香萊菔子　甘草各一錢　水煎服，一二劑收功。

此方妙在用歸芍至二兩之多，則肝血有餘不去剋脾土，自然大腸有傳送之功，加之枳殼、檳榔俱逐穢去積之品，尤能於補中用攻，而滑石、甘草、木香調達於遲速之間，不疾不徐，使瘀滯盡下也。其餘些小痢疾減半用之無不奏功。

此方不論紅白痢疾，痛與不痛服之皆神效。

【又方】當歸一兩　黃芩酒洗七分　蒼朮　厚朴　大腹皮　陳皮各一錢水二碗煎一碗，頓服。

血　痢

凡血痢腹痛者火也。

【方用】歸尾　白芍各一兩　黃連三錢　枳殼　木香　萊菔子各二錢　水煎服。

寒　痢

凡痢腹不痛者寒也。

【方用】白芍　當歸各三錢　枳殼　檳榔　甘草　萊菔子各一錢　水煎服。

前方治壯實之人，火邪挾濕者，此方治寒痢腹不痛者。更有內傷勞倦與中氣虛寒之人，脾不攝血而成血痢者，當用理中湯加木香、肉桂，或用補中益氣湯加熟地、炒乾薑治之而始癒也。

經驗久瀉血痢，小腹作痛神效方。

秋梨四兩　生薑五錢　椿樹根皮一兩　共搗爛夏布擰汁水，空心服之立癒。

大小便門

大便不通

此症人以為大腸燥也，誰知是肺氣燥乎？蓋肺燥則清肅之氣不能下行於大腸，而腎經之水僅足自顧，又何能旁流以潤澗哉！

【方用】熟地　元參各三兩　升麻三錢　牛乳一碗　火麻仁一錢　水二碗煎六分，將牛乳同調服之，一二劑必大便通。

此方不在潤大腸而在補腎，大補肺，夫人腸居於下流最難獨治，必須從腎以潤之，從肺以清之，啟其上竅則下竅自然流動通利矣，此下病上治之法也。

實證大便不通

大黃五錢　歸尾一兩　升麻五分　蜜半杯，水煎服。

此方大黃瀉痢，當歸以潤之，仍以為君，雖洩而不致十分猛烈，不致有亡陰之弊，況有升麻以提之，則洩中有留，又何必過慮哉。

虛證大便不通

人有病後大便秘者。

【方用】熟地　元參　當歸各一兩　川芎五錢　桃仁十粒　火麻仁一錢　紅花　大黃各三分　蜜半杯，水煎服。

小便不通

膀胱之氣化不行即小便不通，似宜治膀胱也，然而治法全不在膀胱。

【方用】人參　茯苓　蓮子各三錢　白果二錢　甘草一錢　肉桂　車前子　王不留各一錢　水煎服。

此方妙在用人參、肉桂，蓋膀胱必得氣化而出，氣化何也？心包絡之氣也。既用參桂而氣化行矣。尤妙在用白果，多不識此意，白果通任督之脈，走膀胱而引群藥，況車前子、王不留盡下洩之品，服之而前陰有不利者乎。

【又方】熟地一兩　山藥　丹皮　澤瀉　肉桂　車前子各一錢　山茱萸四錢　水煎服。

此不去通小便而專治腎水，腎中有水而膀胱之氣自然行矣。蓋膀胱之開合腎司其權也。

大小便不通

頭髮燒灰研末，用三指一捻，入熱水半碗飲之立通。

【又方】蜜一茶杯，皮硝一兩，黃酒一茶杯，大黃一錢，煎一處溫服神效。

厥證門

寒　厥

此證手足必青紫，飲水必吐，腹必痛，喜火熨之。

【方用】人參三錢　白朮一兩　附子　肉桂　吳茱萸各一錢　水煎服。

熱　厥

此證手足雖寒而不青紫，飲水不吐，火熨之腹必痛，

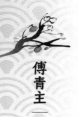

一時手足厥逆，痛不可忍，人以為四肢之風證也，誰知是心中熱蒸外不能洩，故四肢手足則寒而胸腹皮熱如火。

【方用】柴胡三錢　當歸　炒梔子　黃連各二錢　荊芥　半夏　枳殼各一錢　水煎服二劑癒。

【又方】白芍一兩　黑梔三錢　陳皮　柴胡各一錢　天花粉二錢　水煎服。

以白芍為君，取入肝而平木也。

屍　厥

此證一時猝倒，不省人事，乃氣虛而痰迷心也，補氣化痰而已。

【方用】人參　半夏　南星各三錢　白朮五錢　附子五分　白芥子一錢　水煎服。

【又方】蒼朮三兩　水煎灌之必吐，吐後即癒。

蓋蒼朮陽藥，善能祛風，故有奇效。

厥　證

人有忽然發厥，閉目撒手，喉中有聲，有一日死者，有二三日死者，此厥多犯神明，然亦素有痰氣而發也，治法宜攻痰而開心竅。方用**起迷湯**：

人參　半夏各五錢　石菖蒲二錢　菟絲子一兩　茯苓　皂莢　生薑各一錢　甘草三分　水煎服。

氣虛猝倒

人有猝然而倒，昏而不悟，喉中有痰，人以為風也，誰知是氣虛乎？若作風治無不死者。此證蓋因平日不慎女色，精虧以致氣衰，又加不慎起居，而有似乎風者，其實非風也。

【方用】人參　黃耆　白朮各一兩　茯苓五錢　半夏二錢　白芥子三錢　石菖蒲　附子各一錢　水煎服。

此方補氣而不治風，消痰而不耗氣，一劑神定，二劑痰清，三劑痊癒。

陰虛猝倒

此證有腎中之水虛而不上交於心者，又有肝氣燥不能生心之火者，此皆陰虛而能令人猝倒者也。方用**再蘇丹：**

熟地二兩　山茱萸　元參　麥冬　五味子各一兩　茯苓五錢　柴胡　菖蒲各一錢　白芥子三錢　水煎服。

此方補腎水滋肺氣，安心通竅，瀉火消痰，實有神功，十劑痊癒。

陽虛猝倒

人有心中火虛，不能下交於腎而猝倒者，陽虛也。

【方用】人參　白朮　生棗仁各一兩　茯神五錢　附子　甘草各一錢　生半夏三錢　水煎服。

藥下喉則痰靜而氣出矣，連服數劑，則安然如故。

此證又有胃熱不能安心之火而猝倒者，亦陽虛也。

【方用】人參　元參各一兩　石膏　天花粉各五錢　麥冬三錢　石菖蒲一錢　水煎服。

一劑心定，二劑火清，三劑痊癒。

腎虛猝倒

人有口渴索飲，眼紅氣喘，心脈洪大，舌不能言，不可作氣虛治，此乃腎虛之極，不能上滋於心，心火亢極，自焚悶亂，遂致身倒，有如中風者，法當補腎而佐以清火之藥。方用**水火兩治湯**。

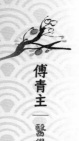

熟地　當歸　元參各一兩　麥冬　生地　山茱萸　茯神各五錢　黃連　白芥子　五味子各三錢　水煎服，連服數劑而癒。

大怒猝倒

人有大怒跳躍忽然臥地，兩臂抽搦，唇口喎斜，左目緊閉，此乃肝火血虛，內熱生風之症，當用八珍湯加丹皮、鉤藤、山梔。若小便自遺，左關脈弦洪而數，此肝火血燥，當用六味湯加鉤藤、五味子、麥冬、川芎、當歸，癒後須改用補中益氣湯加丹皮、山梔、鉤藤多服。如婦人得此症則逍遙散加鉤藤及六味湯便是治法。

中風不語

人有跌倒昏迷或自臥而跌下床者，此皆氣虛而痰邪犯之也。方用**三生引子**：

人參一兩　半夏生　南星生，各三錢　附子生，一個　水煎灌之。

此症又有因腎虛而得之者，夫腎主藏精，主下焦地道之生身，衝任二脈繫焉，二脈與腎之大絡同出於腎之下，起於胞之中，其衝脈因稱胞絡，為經脈之海，遂名海焉，其衝脈之上行者，滲諸陽，灌諸經；下行者滲諸陰，灌諸絡，而溫肌肉。別絡結於跗，因腎虛而腎絡與胞內絕不通於上則喑，腎脈不上循喉嚨挾舌本，則不能言，二絡不通於下則痱厥矣。方用**地黃飲**：

熟地　巴戟天　山茱萸　茯苓　麥冬　肉蓯蓉各一兩　附子　菖蒲　五味子各五錢　石斛六錢　肉桂二錢　薄荷　薑　棗水煎服。

口眼喎斜

此症人多治木治金固是，而不知胃土之為尤切，當治胃土，且有經脈之分，《經》云，「足陽明之經，急則口目為僻，臂急不能視」，此胃土之經為喎斜也。又云，「足陽明之脈，挾口環唇」，口喎唇斜，此胃土之脈為喎斜也。

二者治法皆當用黃耆、當歸、人參、白芍、甘草、桂枝、升麻、葛根、秦艽、白芷、防風、黃柏、蘇木、紅花，水酒各半煎，微熱服。如初起有外感者加蔥白三莖同煎，取微汗自癒。

此症又有心中虛極，不能運於口耳之間，輕則喎斜，重則不語。

【方用】人參　茯苓　石菖蒲　白芍各三錢　白朮五錢　半夏　肉桂各二錢　當歸一兩　甘草一錢　水煎服二劑癒。

又治法，令一人抱住身子，又一人抱住喎斜之耳輪，再令一人手摩其喎斜之處，至數百下，使面上火熱而後已，少頃口眼如故矣，最神效。

半身不遂

此症宜於心胃而調理之，蓋心為天真神機開發之本，胃是穀府，充大真氣之標，標本相得，則心膈開之，膻中、氣海所留宗氣，盈溢分佈，五臟三焦，上下中外，無不周遍。若標本相失，不能致其氣於氣海，而宗氣散矣。故分佈不周於經脈則偏枯，不周於五臟則暗，即此言之，未有不因真氣不周而病者也。

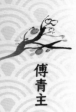

　　法宜黃耆為君，參、歸、白芍為臣，防風、桂枝、鉤藤、竹瀝、薑、韭、葛、梨、乳汁為佐治之而癒。若雜投乎烏、附、羌活之類以涸榮而耗衛，如此死者醫殺人也。

半身不遂口眼喎斜

　　【方用】人參　當歸　白朮各五錢　黃耆一兩　半夏　乾葛各三錢　甘草一錢　紅花二錢　桂枝錢半　薑三片　棗二枚，水二杯煎服。

　　此症人多用風藥治之，殊不冗功，此藥調理氣血故無不效。

癇　證

　　此證忽然臥地，作牛、馬、豬、羊之聲，吐痰如湧泉者，痰迷心竅也，蓋因寒而成，感寒而發也。

　　【方用】人參　山藥、半夏各三錢　白朮一兩　茯神　薏苡仁各五錢　肉桂　附子各一錢　水煎服。

　　【又方】人參　茯神各一兩　白朮五錢　半夏　南星　附子　柴胡各一錢　石菖蒲三分　水煎服。

　　此本治寒狂之方，治癇亦效。

男科卷三

癲狂門

癲 狂

此證多生於脾胃之虛寒，飲食入胃不變精而變痰，痰迷心竅，遂成癲狂，苟徒治痰而不補氣，未有不死者也。

【方用】人參　白芥子各五錢　白朮一兩　半夏三錢　陳皮　乾薑　肉桂各一錢　甘草　石菖蒲各五分

水煎服。如女人得此證去肉桂加白芍、柴胡、黑梔治之亦神效。

發狂見鬼

此證氣虛而中痰也，宜固其正氣而佐以化痰之品。

【方用】人參　白朮各一兩　半夏　南星各三錢　附子一錢　水煎服。

發狂不見鬼

此證是內熱之症。

【方用】人參　白芍　半夏各三錢　南星　黃連各二錢　陳皮　甘草　白芥子各一錢　水煎服。

狂 證

此證有因熱得之者，一時之狂也，可用白虎湯以瀉火。更有終年狂而不癒者，或拿刀殺人，或罵親戚不認兒女，見水大喜，見食大惡，此乃心氣之虛而熱邪乘之痰氣侵之也。方用化狂湯：

人參　白朮　茯神各一兩　附子一分　半夏　菟絲子各三錢　石菖蒲　甘草各一錢　水煎服，一劑狂定。

此方妙在補心、脾、胃三經而化其痰，不去瀉火。蓋瀉火則心氣益傷而痰涎益盛，狂何以止乎？尤妙微用附子引補心消痰之品直入心中，則氣易補而痰易消，又何用瀉火之多事哉。

寒　狂

凡發狂罵人，未渴索飲，予水不飲者，寒證之狂也。此必氣鬱不舒，怒氣未洩，其人必性情過於柔弱不能自振者耳，宜補氣消痰。

【方用】人參　茯苓各一兩　白朮五錢　半夏　南星　附子　柴胡各一錢　石菖蒲三分

水煎服，藥下喉，睡熟醒來病如失矣。

怔忡驚悸門

怔忡不寐

此證心經血虛也。

【方用】人參　當歸　茯神　麥冬各三錢　丹皮二錢　甘草　石菖蒲　五味子各一錢　生棗仁　熟棗仁各五錢　水煎服。

此方妙在用生、熟棗仁，生使其日間不臥，熟使其夜間不醒，又以補心之藥為佐，而怔忡安矣。

心驚不安，夜臥不睡

此心病而實腎病也，宜心腎兼治。

【方用】人參　茯苓　茯神　熟地　麥冬各三兩　遠

志　生棗仁　白芥子各一兩　砂仁　肉桂　黃連各五錢　山茱萸　當歸各三兩　石菖蒲三錢　蜜丸。

每日下五錢，湯酒俱可。

此方治心驚不安與不寐耳，用人參、當歸、茯神、麥冬足矣。即為起火不寐，亦不過用黃連足矣，何以反用熟地、山茱萸補腎之藥，又加肉桂以助火？不知人之心驚乃腎氣不入於心也，不寐乃心氣不歸於腎也。今用熟地、山茱萸補腎則腎氣可通於心，肉桂以補命門之火，則腎氣既溫，相火有權，君火相得，自然上下同心，君臣合德矣。然補腎固是，而亦有肝氣不上於心而成此症者，如果有之宜再加白芍二兩兼補肝木，斯心泰然矣。

恐　怕

入夜臥交睫則夢爭鬥，負敗恐怕之狀難以形容。人以為心病，誰知是肝病乎？蓋肝藏魂，肝血虛則魂失養，故交睫若魘，此乃肝膽虛怯故負恐維多，此非大補不克奏功，而草木之品不堪任重，當以酒化鹿角膠大補精血，血旺則神自安矣。

神氣不安

人有每臥則魂飛揚，覺身在床而魂離體矣。驚悸多魘，通夕不寐，人皆以為心病也，誰知是肝經受邪乎？蓋肝氣一虛，邪氣襲之，肝藏魂，肝中邪，魂無依，是以魂飛揚而若離體也。

法用珍珠母為君，龍齒佐之，珍珠母人肝為第一，龍齒與肝同類，龍齒、虎睛今人例以為鎮心之藥，詎知龍齒安魂，虎睛定魄，東方蒼龍木也，屬肝而藏魂，西方白虎

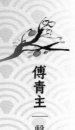

金也，屬肺而藏魄，龍能變化，故魂遊而不定，虎能專靜故魄止而有守，是以治魄不寧宜虎睛，治魂飛揚宜龍齒，藥各有當也。

腰、腿、肩、臂、手、足疼痛門

滿身皆痛

手足、心腹一身皆痛，將治手乎？治足乎？治肝為主。蓋肝氣一舒諸痛自癒，不可頭痛救頭，足痛救足也。

【方用】柴胡　甘草　陳皮　梔子各一錢　白芍　薏苡仁　茯苓各五錢　當歸　蒼朮各二錢　水煎服。

此逍遙散之變化也，舒肝而又去濕去火，治一經而諸經無不癒也。

腰　痛

痛而不能俯者濕氣也。

【方用】柴胡　澤瀉　豬苓　白芥子各一錢　防己二錢　肉桂　山藥各三錢　白朮　甘草各五錢　水煎服。

此方妙在入腎去濕，不是入腎而補水。初痛者一二劑可以奏功，日久必多服為妙。

痛而不能直者風寒也，方用逍遙散加防己二錢一劑可癒。若日久者，當加杜仲一兩，改白朮二錢，酒煎服十劑而癒。

【方用】杜仲（鹽炒）一兩　補骨脂（鹽炒）五錢　熟地　白朮各三兩　核桃仁二錢　蜜丸，每日空心白水送下五錢，服完可癒。如未痊癒，再服一料可癒。

凡痛而不止者，腎經之病，乃脾濕之故。

【方用】白朮四兩　薏苡仁三兩　芡實二兩　水六杯煎一杯一氣飲之。

此方治夢遺之病亦神效。

腰腿筋骨痛

養血湯：

【方用】當歸　生地　肉桂　牛膝　杜仲各一錢　川芎五分　甘草三分　山茱萸　土茯苓各二錢　核桃二個　補骨脂　茯苓　防風各一錢　水、酒煎服。

腰痛足亦痛

【方用】黃蓍半斤　防風　茯苓各五錢　薏苡仁五兩　杜仲一兩　車前子三錢　肉桂一錢　水十碗煎二碗，入酒以醉為主即癒。

腰足痛明係是腎虛而氣衰，更加之濕自必作楚，妙在不補腎而單益氣，蓋氣足則血生，血生則邪退，又助之薏苡仁、茯苓、車前之類去濕，濕去而血活矣。況又有杜仲之健腎，肉桂之溫腎，防風之蕩風乎！

腿　痛

身不離床褥傴僂之狀可掬，乃寒濕之氣侵也。

【方用】白朮五錢　芡實二錢　茯苓　草薢各一兩　肉桂一錢　杜仲三錢　薏苡仁二兩　水煎。

日日服之，不必改方，久之自奏大功。

兩臂肩膊痛

此手經之病，肝氣之鬱也。

【方用】當歸　白芍各三兩　柴胡　陳皮各五錢　羌活　白芥子　半夏　秦艽各三錢　附子一錢　水六杯煎三

沸取汁一杯，入黃酒服之，一醉而癒。

　　此方妙在用白芍為君，以平肝木，不來侮胃，而羌活、柴胡又去風直走手經之上，秦艽亦是風藥而兼附子攻邪，邪自退出，半夏、陳皮、白芥子祛痰聖藥，風邪去而痰不留，更得附子無經不達而其痛如失也。

手足痛

　　手足肝之分野，而人乃為脾經之熱，不知散肝木之鬱結，而手足之痛自去。

　　方用逍遙散加梔子二錢　半夏　白芥子各二錢水煎服二劑，其痛如失。

　　蓋肝木作崇脾不敢當其鋒，氣散於四肢，結而不伸，所以作楚，平其肝氣則脾氣自舒矣。

胸背、手足、頸項、腰膝痛

　　筋骨牽引，坐臥不得，時時走易不定。此是痰涎伏在心膈上下，或令人頭痛，夜間喉中如鋸聲，口流涎唾，手足重腿冷，治法用控涎丹，不足十劑其病如失矣。

背骨痛

　　此症乃腎水衰耗，不能上潤於腦，則河車之路乾澀而難行，故作痛也。

　　【方用】黃蓍　熟地各一兩　山茱萸四錢　白朮　防風各五錢　五味子一錢　茯苓三錢　附子一分　麥冬二錢　水煎服。

　　此方補氣補水，去濕去風，潤筋滋骨，何痛之不癒哉。

腰痛兼頭痛

　　上下相殊也，如何治之乎？治腰乎？治頭乎？誰知是

腎氣不通乎！蓋腎氣上通於脈，而腦氣下達於腎，上下雖殊而氣實相通，法當用溫補之藥，以大益其腎中之陰，則上下之氣通矣。

【方用】熟地一兩　杜仲　麥冬各五錢　五味子二錢　水煎服，一劑即癒。

方內熟地、杜仲腎中之藥也，腰痛是其專功，今並頭而亦癒者何也？蓋頭痛是腎氣不上達之故，腎補腎之味，則腎氣旺而上通於腦，故腰不痛而頭亦不痛矣。

心腹痛門

心痛辨

心痛之症有二：一則寒氣侵心而痛；一則火氣侵心而痛。寒氣侵心者，手足反溫；火氣焚心者，手足反冷，以此辨之最得。

寒　痛

【方用】良薑　白朮　草烏　貫仲各三錢　甘草　肉桂各一錢　水煎服。

熱　痛

【方用】黑梔三錢　白朮五錢　甘草　半夏　柴胡各一錢　水煎服。

心不可使痛，或寒或火皆衝心包耳。

久病心痛

心乃神明之君，一毫邪氣不可干犯，犯則立死，經年累月而痛者，邪氣犯心包絡也。但邪有寒熱之辨，如惡寒見水如仇，火熨之則快，此寒邪也。

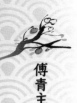

【方用】蒼朮二錢　白朮五錢　當歸一錢　肉桂　良薑各一錢　水煎服。

久病心痛

如熱邪犯包絡，見火喜悅，手按之而轉痛者，熱氣犯心包絡也。

【方用】白芍一兩　黑梔　當歸　生地各三錢　陳皮八分　水煎服。

寒熱二證皆責之於肝也，肝屬木，心屬火，木衰不能生火，則包絡寒，補肝而邪自退，若包絡之熱由於肝經之熱，瀉肝而火自消矣。

腹　痛

痛不可忍，按之愈痛，口渴飲以涼水則痛少止，少頃依然大痛，此火結在大小腸也，若不急治，一時氣絕。方用**定痛如神湯**。

黑梔　蒼朮各三錢　甘草　厚朴各一錢　茯苓一兩　白芍五錢　水煎服。

此方舒肝經之氣，利膀胱之水，瀉水逐瘀再加大黃一錢，水煎服，勿遲。

腸中有痞塊，一時發作而痛，不可不按者。

【方用】白朮二兩　枳實一兩　馬糞（炒黑）五錢　好酒煎服。

冷氣心腹痛

方用火龍丹：

硫黃醋製一兩　胡椒一錢　白礬四錢　醋打蕎麵為丸，如桐子大，每服二十五丸，米湯下。

胃氣痛

人病不能飲食，或食而不化作痛、作滿，或兼吐瀉，此肝木剋脾土也。

【方用】白芍　當歸　柴胡　茯苓各二錢　甘草　白芥子各一錢　白朮三錢　水煎服。

有火加梔子二錢；無火加肉桂一錢；有食加山楂三錢；傷麵食加枳殼一錢、麥冬一錢；有痰加半夏一錢。有火能散，有寒能驅，此右病而左治之也。

麻木門

手麻木

此乃氣虛而寒濕中之，如其不治三年後必中大風。

【方用】白朮　黃蓍各五錢　陳皮　桂枝各五分　甘草一兩

手　麻

十指皆麻，面目失色，此亦氣虛也，治當補中益氣湯加木香、麥冬、香附、羌活、烏藥、防風，三劑可癒。

手足麻木

四物湯加人參、白朮，茯苓、陳皮、半夏、桂枝、柴胡、羌活、防風、秦艽、牛膝、炙甘草、乾薑、大棗引，煎服四劑癒。

木

凡木是濕痰死血也，用四物湯加陳皮、半夏、茯苓、桃仁、紅花、白芥子、甘草、竹瀝、薑汁，水煎服。

腿麻木

方用**導氣散**：

黃蓍二錢　甘草錢半　青皮一錢　升麻　柴胡　歸尾　澤瀉各五分　陳皮八分　紅花少許。

水煎溫服，甚效。

兩手麻木，睏倦嗜臥

此乃熱傷元氣也，方用**益氣湯**：

人參　甘草各一錢　黃蓍二錢　炙草五分　柴胡　白芍各七分　五味子三十粒　薑三片　棗二枚　水煎熱服。

渾身麻木

凡人身體麻木不仁，兩目羞明怕日，眼澀難開，視物昏花，睛痛。

方用**神效黃蓍湯**：

黃蓍　白芍各一錢　陳皮五錢　人參八分　炙草四分　蔓荊子二分　如有熱加黃柏三分，水煎服。

麻木痛

風、寒、濕三氣合而成疾，客於皮膚肌肉之間，或痛或麻木。

【方用】牛膝膠二兩　南星五錢　薑汁半碗

共熬膏攤貼，再以熱鞋底熨之，加羌活、乳香、沒藥更妙。

足　弱

此症不能步履，人以為腎水之虛，誰知由於氣虛而不能運動乎！

【方用】補中益氣湯加牛膝、人參各三錢　金石斛五

錢　黃蓍一兩水煎服。

筋　縮

凡人一身筋脈不可有病，病則筋縮而身痛，脈澀而體重，夫然筋之舒在於血和，而脈之平在於氣足，故治筋必先須治血，而治脈必先須補氣，人若筋急攣縮傴僂而不能直立者，皆筋病也。

【方用】當歸一兩　白芍　薏苡仁　生地　元參各五錢　柴胡一錢　水煎服。

此方妙在用柴胡一味，人於補藥之中，蓋血虧則筋病，用補藥以治筋宜矣，何又用柴胡？夫肝為筋之主，筋乃肝之餘，氣不順筋自縮急，今用柴胡以舒散之，鬱氣既除而又濟之以大劑補血，則筋得其養矣。

脅痛門

兩脅有塊

左脅有塊作痛是血死也，右脅有塊作痛是食積也，遍身作痛，筋骨尤甚，不能伸屈，口渴、目赤、頭眩、痰壅、胸不利，小便短赤，夜間殊甚，又遍身作癢如蟲行，人以為風也。誰知是腎氣虛而熱也，法用六味地黃湯加梔子、柴胡，乃是正治也，三劑見效。

左脅痛

左脅痛肝經受邪也。

【方用】黃連　吳茱萸（炒）二錢　柴胡　當歸　青皮　桃仁（研）各一錢　川芎八分　紅花五分　水煎食遠服。有痰加陳皮、半夏。

右脅痛

此是邪人肺經也。

【方用】片薑黃　枳殼各二錢　桂心二分　炙甘草　陳皮　半夏各五分　水煎服。

左右脅俱痛

【方用】柴胡　川芎　青皮　枳殼　香附　龍膽草　當歸　砂仁　甘草　木香　薑水煎服。

兩脅走注

兩脅走注痛而有聲者痰也。

【方用】二陳湯去甘草加枳殼、砂仁、廣木香、川芎、青皮、蒼朮、香附、茴香，水煎服。

脅痛身熱

此勞也，用補中益氣湯加川芎、白芍、青皮、砂仁、枳殼、茴香、去黃蓍，水煎服。

脅　痛

此乃肝病也，故治脅痛必須平肝，平肝必須補腎，腎水足而後肝氣有養，不治脅痛而脅痛自平也。

方用**肝腎兼資湯**。

熟地　當歸各一兩　白芍二兩　黑梔一錢　山茱萸五錢　白芥子　甘草各三錢　水煎服。

脅痛咳嗽

咳嗽氣急，脈滑數者，痰結痛也。

【方用】瓜蔞仁　枳殼　青皮　茴香　白芥子　水煎服。

濁淋門　附腎病

二濁五淋辨

濁淋二證，俱小便赤也。濁多虛，淋多實。淋痛濁不痛為異耳。濁淋俱屬熱證。惟其不痛大約屬濕痰下陷及脫精所致；惟其有痛大約縱淫慾火動強留敗精而然，不可混治。

淋　證

方用**五淋散**：

淡竹葉二錢　赤茯苓　荊芥穗各一錢　車前子五錢　燈心一錢　水煎服。

濁　證

方用**清心蓮子飲**：

石蓮子　人參各二錢半　炙甘草二錢　麥冬　黃蓍　地骨皮　車前子各一錢半　甘草五分　赤茯苓二錢　水煎服。

腎病門

陽強不倒

此虛火炎上而肺氣不能下行故耳，若用黃柏、知母煎湯飲之立時消散，然自倒之後終年不能振起，亦非善治之法也。

【方用】元參　麥冬各三兩　肉桂三分　水煎服。

此方妙在用元參以瀉腎中之火，肉桂入其宅，麥冬助肺金之氣清肅下行，以生腎水，水足則火自息矣，不求倒而自倒矣。

陽痿不舉

此症乃平日過於琢削，日洩其腎中之水，而腎中之火亦因之而消亡，蓋水去而火亦去，必然之理，有如一家人口廚下無水，何以為炊？必有水而後取柴炭以煮飯，不則空鐺也。

【方用】熟地一兩　山茱萸四錢　遠志　巴戟天　肉蓯蓉　杜仲各一錢　肉桂　茯神各一錢　人參三錢　白朮五錢　水煎服。

尿血又便血

便血出於後陰，尿血出於前陰，最難調治。然總之出血於下也。

【方用】生地一兩　地榆三錢　水煎服，二症俱癒。

蓋大小便各有經絡，而其症皆因膀胱之熱也。

生地、地榆俱能清膀胱之熱，一方而兩用之也，蓋分之中有合。

疝　氣

方用**去鈴丸**：

大茴香　薑汁各一斤　將茴香入薑汁內浸一宿，入青鹽二兩同炒紅為末，酒丸桐子大，每服三十丸，溫酒米湯送下。

腎子痛

【方用】澤瀉　陳皮　赤苓各一錢　丹皮　小茴香　枳實　吳茱萸　蒼朮各五錢　山楂　蘇梗各四分　薑水煎服。

【又方】大茴香（酒炒）　小茴香（酒炒）　赤石脂

（煅）　廣木香各等分　烏梅肉搗爛為丸，如桐子大，空心每服十五丸，蔥酒送下立效。

偏　墜

【方用】小茴香　豬苓等分　微炒為末，空心鹽水沖服。熱鹽熨之亦甚效。

雜　方

病在上而求諸下

頭痛、目痛、耳紅、腮腫一切上焦等症。除清涼發散正治外，人即束手無策，而不知更有三法。如大便結，脈沉實者用酒蒸大黃三錢微下之，名釜底抽薪之法；如大便瀉，脈沉足冷者宜六味地黃湯加牛膝、車前、肉桂；足冷甚者加熟附子，是冷極於下而迫其火之上升也，此名導龍入海之法；大便如常，脈無力者，用牛膝、車前引下之，此名引火歸源之法也。

病在下而求諸上

凡治下焦病用本藥不癒者，須從上治之。如足痛、足腫，無力，虛軟，膝瘡紅腫，用木瓜、薏苡仁、牛膝、防己、黃柏、蒼朮之品不效者，定是中氣下陷，濕熱下流，用補中益氣升提之；如足軟不能行而能食，名曰痿證，宜清肺熱；如治洩瀉用實脾利水之劑不效者，亦用補中益氣去當歸加炮薑、蒼朮，脈遲加肉荳蔻、補骨脂；如尿血用涼血利水藥不效，用清心蓮子飲，若清心不止，再加升麻；如治便血用止澀之藥不效或兼洩瀉，須察其脈，如右關微或數大無力是脾虛不攝血，宜六君子湯加炮薑，若右

關沉緊是飲食傷脾不能攝血，加沉香二分；右寸洪數是實熱在肺，宜清肺，麥冬、花粉、元參、枯芩、桔梗、五味子、枳殼等味。

瘡 毒

方用**如神湯**：

銀花　當歸　蒲公英各一兩　荊芥　連翹各一錢　甘草三錢　水煎服。

頭面上瘡

【方用】銀花二兩　當歸一兩　川芎五錢　桔梗三錢　黃芩一錢　蒲公英三錢　甘草五錢　水煎服，二劑全消。

頭瘡不可用升提之藥，最宜用降火之品，切記之。

身上手足之瘡疽

【方用】銀花　甘草　蒲公英各三錢　牛子二錢　花粉五錢　當歸一兩　芙蓉葉（無葉用根）七片　水煎服。

統治諸瘡

【方用】天花粉　甘草　銀花　蒲公英　水煎服，二劑痊癒。

此方消毒大有奇功，諸癰諸疽不論部位皆治之。

黃水瘡

【方用】雄黃、防風煎湯洗之即癒。

手 汗

【方用】黃耆　乾葛各一兩　荊芥　防風各三錢　水煎盈盆熱燻溫洗，三次癒。

飲砒毒

用生甘草三兩加羊血半碗和勻飲之，立吐而癒。若不吐速用大黃二兩、甘草五錢、白礬一兩、當歸三兩，水煎數碗飲之，立時大瀉即生。

補　腎

【方用】大青鹽、菽藋七寸煮核桃。

嚏噴法

【方用】生半夏為末，水丸綠豆大，入鼻孔必嚏噴不已，用水飲之立止。

通治中風不語及中惡中鬼俱妙。

破傷風

【方用】蟬蛻去淨頭足為末五錢，用好酒一碗煎滾入末調勻，服之立生。

【又方】生麻油　頭髮　馬尾羅底　羊糞蛋各等分，共為末，黃酒沖服。

瘋狗咬傷

【方用】手指甲焙黃為末，滾黃酒沖服，發汗即癒。忌床事百日。

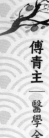

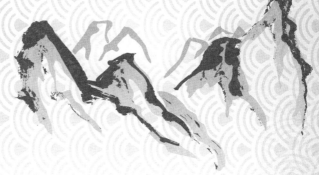

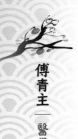

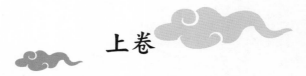

上卷

背癰論

　　人有背心間先發紅瘰，後漸紅腫，此發背之兆也，最為可畏。古人云：「外大如豆，內大如拳；外大如拳，內大如盤。」言其外小而內實大也。然而癰疽等毒，必先辨其陰陽：有先陰而後陽者，有先陽而後陰者，有先後俱陰者，有先後俱陽者。陽證雖重而實輕，陰證雖輕而實重。先陰而變陽者生，先陽而變陰者死。病症既殊，而何以辨之也？陽證之形，必高突而腫起；陰證之形，必低平而陷下。陽證之色必純紅，陰證之色必帶黑。陽證之初起必痛，陰證之初起必癢。陽證之潰爛必多膿，陰證之潰爛必多血。陽證之收口，身必輕爽；陰證之收口，身必沉重。至於變陰變陽，亦以此消息之，斷斷不差矣。

　　倘見紅腫而高突者，乃陽證之癰也，乘其內毒初起，毒尤未化，急以敗毒之藥治之，可隨手而解也。發背而至於橫決者，皆因循失治，以致於破敗而不可救，陽變陰者多矣。救癰如救火，宜一時撲滅，否則延燒屋廬，不盡不止，切勿視為陽證無妨，而輕緩治之也。方用**急消湯**：

　　忍冬藤二兩　紫花地丁一兩　天花粉　桔梗　青蒿甘草　茜草　甘菊花各三錢　貝母二錢　黃柏一錢

　　水煎服，一劑輕，二劑又輕，三劑全消，不必四劑也。此方消陽毒之初起者最神，既無迅烈之虞，又有和解

之妙。世人不知治法，謂陽毒易於祛除，孟浪用虎狼之藥，雖毒幸消散，而真元耗損於無形，往往變成別病，乃醫者成之也。何若此方王霸並施，有益無損之為妙哉。

秘訣：

背癰急消兩地丁，花粉三錢與桔梗，

蒿草茜菊同上用，忍冬二兩齊煎沖，

貝母二錢錢黃柏，初起三劑見奇功。

方用**神散陽癰湯**亦效：

車前子　貫眾　甘草　天花粉　赤茯苓各五錢　生地一兩　柴胡一錢　羌活二錢　黃芩　紫菀各三錢

水煎服，一劑消大半，二劑全消矣。

秘訣：

神散陽癰陽疽用，急投車前與貫眾，

甘粉赤苓各五錢，生地一兩柴錢攻，

羌活二錢芩菀三，服止兩劑可奏功。

人有背心發瘰癢甚，已而背腫如山者，隱隱發紅暈如盤之大，此陰癰初起之形象也，最為可畏，非前證陽癰可比。蓋陽證有可救之術，而陰豈尤町生之理？亦在救之得法否耳。蓋陰癰之證，必正氣大虛，邪得而人之也。設正氣不虛，邪將安入？

故救陰癰之證，必須大用補氣補血之藥，而佐之散鬱散毒之品，則正旺而邪自散矣。方用**變陽湯**：

金銀花八兩　人參　黃蓍各二兩　附子一錢　黑荊芥二錢　天花粉　甘草各五錢　白芍一兩　柴胡二錢

水十碗，煎汁二碗，先服一碗後，少緩，再服一碗，

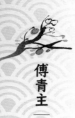

服後陰必變陽而作痛；再一劑而痛亦消，再服一劑而痊癒，竟消滅於無形也。然而世人不至皮破血流，斷不肯信，誰能用此等之藥，以治發背之陰癰乎？無論病人不肯服，即醫生亦不旨用。或醫生知用此治療，而病人之家亦不肯信，往往決裂潰爛，瘡口至如碗大而不可收拾，始追悔參耆之遲用，晚矣！

　　余所以既論此證，又多戒辭，勸人早服此方，萬不可觀望狐疑，以喪人命也。蓋陽毒可用攻毒之劑，而陰毒須用補正之味。此方用人參、黃耆以補氣，氣旺則陰幽之毒，不敢入心肺之間。而金銀花性補，善解陰毒，得參耆而其功益大。然非得附子則不能直入陰毒之中，而又出陰毒之外。毒深者害深，又益以甘草以解其毒。然而毒結於背者，以氣血之壅也，壅極者，鬱之極也，故加柴胡、荊芥、白芍、天花粉之類，消其痰而通其滯，開其鬱而引其經，自然氣宣而血活，痰散而毒消矣。

　　秘訣：

　　變陽陰疽初起方，銀八參耆二附錢，

　　荊芥三錢炒黑用，花粉五錢同在甘，

　　白芍一兩柴二錢，變陽三劑自無難。

　　此症用**錦庇湯**亦效：

　　茯苓　甘草各一兩　黃耆三兩　黑荊芥　天花粉　肉桂　貝母各二錢　錦地羅五錢

　　水煎服，一劑而散大半，三劑痊癒。

　　秘訣：

　　氣血壅滯用錦庇，苓草一兩三兩耆，

荊芥粉桂各三錢，貝母二錢研去心，

地羅五錢同煎服，三劑陰毒去十分。

人有背癰潰爛，洞見肺腑，瘡口黑陷，身不能臥，口渴思飲者，人以為陽證之敗壞也，誰知是陰虛而不能變陽乎？夫背癰雖有陰陽之分，及至潰爛之後，宜補內而不宜消外，則陰陽之證一也。潰爛而至於肺腑之皆見，此乃從前失補之故，使毒蘊而延燒，將好肉盡化為瘀肉耳。

肉瘀自必成為腐肉，而腐則必洞見底黑，此等症候，九死一生之兆也。倘胃氣健而能食者，猶可救療；倘見食即惡者，斷無生理。雖然能用參、蓍、歸、熟，亦往往有可生者，正不可棄之而不救也。方用**轉敗湯**：

金銀花　白朮各四兩　肉桂　遠志各三錢　茯苓二錢

熟地　人參　黃蓍　麥冬各二兩　當歸一兩　山茱萸二兩

五味子一錢

水煎服，一劑而胃氣大開者，即可轉敗為功也。倘飲之而稍能健飯，亦在可救。惟飲之而杳無應驗者，是胃氣已絕也，不必再治之矣。或飲之而飽悶，少頃而稍安者，亦有生機。此方補其氣血，而更補其肺腎之陰。

蓋陰生則陽長，陰陽生長，則有根易於接續，而後以金銀花解其餘毒，則毒散而血生，血生而肉長，肉長而皮合，必至之勢也。倘日以解毒為事，而不補氣血之陰陽，則陰毒不能變陽，有死而已，可勝悲嘆哉！

秘訣：

背癰危症轉敗湯，銀花白朮四兩嘗，

桂志茯苓各三錢，二兩熟地參與黃，

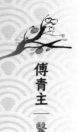

麥冬山萸量同上，歸兩味錢一劑良。

此症方用**變陽湯**亦可效：

黃蓍三兩　　當歸　山藥各二兩　肉桂五錢　半夏三錢
人參　茯苓各一兩　錦地羅五錢　甘草三錢　水煎服，四劑
癒。

秘訣：

陰毒不起變陽湯，三兩黃蓍二兩當，

二兩山藥五錢桂，三錢半夏草同嘗，

一兩參苓五錢錦，四劑毒化病自康。

人有背癰將癒，而瘡口不收，百藥敷之，絕無一驗
者，人以為餘毒之末盡也，誰知是陰虛而不能濟陽乎？夫
癰疽初起則毒盛，變膿則毒衰，膿盡則毒化矣。瘡口之不
收者，乃陰氣之虛，非毒氣之旺也。

世人不知治法，尚以敗毒之藥攻之，是已虛而益使之
虛也，欲求肌肉之長，何可得乎？然亦有用補法治之而未
效者，何也？以但用陽分之藥以補其陽，而不用陰分之藥
以補其陰故也。蓋獨陰不長，而獨陽亦不生也。凡癰疽至
膿血已淨，則陰必大虛。若止補其陽，則陽旺陰虛，陰不
能交於陽矣。雖陽有濟陰之心，而陰無濟陽之力，所以愈
補陽而陰愈虛，則瘡口愈難合矣。治之法，必須大補其
陰，使陰精盛滿，自然能灌注於瘡口之中，不用生肌外敷
之藥，而瘡口之肉則內生矣。方用**生膚散**：

人參五錢　焦白朮五錢　熟地二兩　肉桂一錢　忍冬藤
一兩　麥冬一兩　當歸一兩　山茱萸一兩

水煎服，二劑而肉自長，又二劑而瘡口自平，又二劑

而痊癒矣。此方補陰之藥多於補陽，使陰勝於陽也。然而補陽之藥，仍是補陰之助，以其能入於陰之中，而交於陽之內也。忍冬藤非特其能解餘毒，尚取其能領諸藥至於瘡間也。

秘訣：

瘡口不收生膚散，人參焦朮整五錢，

二兩熟地一錢桂，忍冬麥歸一兩山，

水煎連來六劑服，生肌長肉自不難。

此症方用**收肌飲**亦效：

白朮　熟地各二兩　人參　山茱萸　麥冬　當歸各一兩

甘草三錢　肉桂二錢　菊花　天花粉各三錢

水煎服，切戒房事一月，否則變生不測矣。

秘訣：

收肌二兩朮熟地，一兩參萸麥當歸，

草桂菊花各三錢，花粉三錢服四劑。

人有背癰長肉，瘡口平滿，忽然開裂流水者，人以為瘡口之肉未堅也，誰知是色慾惱怒之不謹乎？大凡瘡癰之證，最忌者房事，其次者惱怒也。犯惱怒者，新肉有開裂之虞，犯房事者，新肉有流水之患，然此猶些小之瘡節也。其在背癰，犯惱怒者不過疾病，而犯房事者必致死亡！其瘡口開裂者，必然色變紫黑；而流水者，必然肌肉敗壞矣。當是時，必須急補氣血，萬不可仍治其毒。

蓋前毒未盡，斷難收口，既經收口，復至朽壞，實新肉不堅，而自決裂也。況發背新癒之後，其精神氣血，盡皆空虛，所以交合洩精，遂至變出非常，捨補氣血，又安

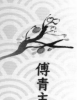

求生再活乎？然而即補氣血，以些小之劑，欲收危亂之功，無異大廈傾頹，豈一木所能支哉？故又須大劑補之而後可。方用**定變回生湯**：

人參四兩　黃蓍三兩　山茱萸　茯苓各一兩　忍冬藤　麥冬　白朮　當歸各二兩　五味子三錢　肉桂二錢

水煎服，一劑而肉不腐，二劑而肉生，三劑而皮合，四劑而瘡口平復矣。切戒再犯，再犯無不死者，即再服此方，亦無益也，可不慎乎？此方實救瘡瘍壞症之仙丹，不止療發背癒後犯色怒之敗腐也。人疑洩精以致決裂，宜用熟地以大補之，何故反置而不用？以熟地補陰最緩，而症犯實急，所以捨熟地而用氣血之藥，急拯其危，非熟地不可用而輕棄之也。此方服數劑之後，各宜減半，而多加熟地，以為善後之計可耳。

秘訣：

怒欲瘡裂回生方，人參四兩蓍三兩，

萸苓一兩桂二錢，忍冬麥朮二兩當，

五味三錢四平復，再犯色戒定不長。

此症湯用**補縫飲**亦佳：

人參　熟地　白朮各二兩　當歸　麥冬各一兩　山藥五錢　肉桂二錢　附子一錢　白芍五錢　五味子二錢

水煎服，十劑癒。

秘訣：

前方既用服此藥，參朮熟地二兩蓍，

歸麥一兩藥五錢，桂二附一五錢芍，

惟有五味用三錢，服之十劑可安樂。

人有夏月生背癰，瘡口不起，脈大無力，發熱作渴，自汗盜汗，方用參耆大補之劑，更加手足逆冷，大便不實，喘促嘔吐者，人以為火毒太甚也，誰知是元氣太虛，補不足以濟之乎？夫癰分陰陽，瘡口不起者，乃陰證而非陽證也。脈大似乎陽證，大而無力，非陰而何？發熱作渴，此水不足以濟火，故隨飲隨汗也。既是陰證似陽，用參耆陽藥以助陽，正氣足以祛陰而返陽矣，何以愈補而反作逆冷嘔吐之狀也？此陰寒之氣甚盛，而微陽之品力不能勝耳。非助之以附子辛熱之品，何能斬關入陣，以滌盪其陰邪哉！方用**助陽消毒湯**：

人參八兩　黃耆一斤　當歸　白朮各四兩　附子　陳皮各五錢

水煎成膏，分作兩次服，凡自汗盜汗、逆冷嘔吐諸症，俱可頓除。連服數劑，瘡起而潰減半，又用數劑而癒。此方非治癰之法也，然以治癰之法而輕治此等之症，鮮不立亡，可見治癰而不可執也。大約陽癰可服消毒化痰之藥，而陰癰不可用消毒化痰之藥，捨癰從症，實治癰之變法，醫者不可不知也。

秘訣：

夏月喘促背生瘡，盜汗冷逆方無陽，

急取消毒參八兩，一斤黃耆四兩當，

白朮亦四附五錢，陳皮二劑分服康。

此症方用**起陷丹**亦效：

人參　白朮　熟地各二兩　附子一錢　當歸　麥冬各一兩　五味子　肉桂各二錢　山藥　白芍各五錢

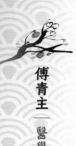

水煎服，連服十劑癒。

秘訣：

補虛起陷用參朮，二兩熟地一錢附，

歸麥一兩味三錢，肉桂二錢山芍五，

若能一連服十劑，瘡口下陷患自除。

人有背生癰疽、潰爛之後，或發熱，或惡寒，或作痛，或膿多，或流清水，自汗盜汗，膿成而不潰，口爛而不收，人以為毒氣之未盡也，誰知是五臟虧損，氣血太虛之故乎？凡人氣血旺盛，陰陽和平，何能生毒？惟其臟腑內損，而後毒氣得以內藏，久之外洩，及至瘡癰發出，其毒自不留內。然而臟腑原虛，又加流膿流血，則已虛而益虛矣。觀其外而瘡口未斂，似乎有餘；審其內而氣血未生，實為不足。治之法，當全補而不宜偏補，恐臟腑致有偏勝之虞也。方用十全大補湯最妙，以其合氣血而全補之耳。然而用之往往不救者，非方之不善也，乃用方之不得其法耳。夫背癰何等之症，豈尋常細小之劑所能補之乎？故必須多其分兩，大劑煎服，始克有應驗之效。余因酌定一方，以求正於同人：

人參　當歸各一兩　黃耆　熟地各二兩　白芍　茯苓　白朮各五錢　肉桂二錢　川芎　甘草各三錢

水煎服，一劑有一劑之效也。世疑此方絕不敗毒，如何化毒而生肉也？不知癰疽未潰之前，以化毒為先；既潰之後，以補正為急。即有餘毒未盡，不必敗毒也。蓋敗毒之藥，非寒涼之品，即消耗之味也。消耗則損人真氣，寒涼則損人胃氣。真氣損則邪氣反盛，胃氣傷則穀氣全無，

何能生肌長肉哉？惟十全大補湯專補真氣，以益胃氣，故能收全效耳。且此方不特治背癰之未潰，即瘡瘍之已潰者，皆宜用之，惜世人未知之也。

秘訣：

還有人參一兩當，黃蓍熟地整二兩，

白芍茯苓朮五錢，桂二芎草三錢當，

此是十全大補劑，自然毒化氣血剛。

此症或疑十全大補湯無化毒之品，又有加減十全大補湯亦可用，備載於後。

人參　白朮　當歸　熟地　麥冬各一兩　甘草　五味子　錦地羅各三錢　茯苓五錢　黃蓍二兩

水煎服。

秘訣：

加減大補亦妙方，參朮歸地麥兩襄，

甘味地羅俱三錢，茯苓五錢蓍二兩。

肺癰論

人有胸膈之間作痛，咳嗽之時，更加痛極，手按痛處，尤增氣急者，人以為肺經生癰也，誰知是肺熱以成癰乎？夫肺為嬌臟，藥石之所不能到者也，故為治甚難。肺受熱害，既已成癰，將何法以療之乎？治之法，似宜瀉火以救肺，然而肺藥不可入，而肺之母為脾，脾經未嘗不受藥也。肺之克為肝，肺之賊為心，二經未嘗不受藥也。補其脾經之土，則土能生金也。平其肝經之木，則金不能剋木也。清其心經之火，則火不來刑金也。三經皆有益於肺

而無損乎金，則肺氣得養，而後以消毒之品，直解其肺中之邪，何患肺癰之不治乎？方用**完肺湯**：

　　金銀花五兩　　麥冬二兩　　玄參三兩　　甘草五錢　　天花粉
茯苓各三錢　　白芍二錢

　　水煎服，一劑而痛減，二劑而內消矣。大凡肺癰之症，必須內消，而不可令其出毒。

　　內消之法，總不外脾、肝、心三經治之，而別無求消癰之道也。或曰：肺之子腎也，獨不可治腎以消癰乎？不知肺癰之成，雖成於火爍肺金之液，實因肺氣之白虛也。補腎雖能使肺氣不來生腎，惟是肺腎相通，補腎之水恐肺氣不降，而火毒反不能速散，不若止治三經，使肺氣得養，白化其毒，不遺於腎之為妙也。

　　秘訣：

　　肺金生癰五兩金，麥冬二兩三玄參，

　　甘草五錢三花粉，苓芍亦然癰自泯。

　　此症方用**地羅甘橘玄參湯**亦效：

　　麥冬　　玄參各二兩　　甘草一兩　　錦地羅一兩　　桔梗五兩
貝母五錢

　　水煎服，二劑癒。

　　秘訣：

　　又有二兩麥玄參，一兩甘草一兩錦，

　　桔梗貝母五錢研，二劑毒化妙如神。

　　人有胸膈作痛，咳嗽吐痰，更覺疼痛，手按痛處，痛不可忍，咽喉之間，先聞腥臭之氣，隨吐膿血，此肺癰不獨已成，而且破矣。夫肺癰未破者易於消，已破者難於

治，以膿血未能遽消耳。然治之得法，亦不難也。蓋肺之所以生癰者，因肺之火不散也。然肺火之來，因肺氣之虛也。肺虛而後火留於肺，火盛而後肺結為癰，不補虛而散火，而未成形者何以消，已成形者何以散，即潰爛者又何以癒哉？是虛不可不補，而補虛者將補何臟乎？必須補肺氣之虛，而肺不能直補其氣，補脾胃之虛，則肺氣自旺矣。今癰已破矣，多吐膿血，則肺氣愈虛，雖毒氣猶存，不可瀉其毒氣，於補氣之中而行其攻散之法，則毒易化而正氣無傷也。方用**完肺湯**：

金銀花　人參　玄參各二兩　天花粉三錢　蒲公英五錢
甘草三錢　桔梗　黃芩各一錢

水煎服，一劑而膿必多，二劑而膿漸少，三劑而痛輕，四劑而又輕，五劑而疼痛、膿血亦止也，六劑而奏全功矣；此方補胃中之氣，而即瀉胃中之火，胃氣旺而肺氣自不能衰，胃火衰而肺火自不能旺，所以既能敗毒，又能生肉耳。雖諸藥不單走胃，然入胃者十之八，入肺者十之二，仍是治胃以治肺也。或問：「肺癰已破，病已入裡，似不宜升提肺氣，喻氏（《辨證錄》作「南昌喻嘉言」）謂宜引之入腸，而先生仍用桔梗以開提肺氣，恐不可為訓。」嗟乎！余所用之藥，無非治胃之藥，藥入於胃，有不下引入腸者乎？然而肺氣困頓，清肅之令不行，用桔梗以清肺，上氣通而下行更速，是則上之開提，下之迅速，可斷言矣。

秘訣：

肺癰已破銀花參，玄參二兩粉三錢，

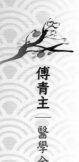

蒲公五錢甘橘一，黃芩一錢一同煎，

二劑三劑膿漸止，服至六劑癰自痊。

方用**肺癰救潰湯**亦神效：

　玄參　蒲公英各一兩　金銀花四兩　紫花地丁　菊花

甘草　陳皮各五錢　黃芩　桔梗各三錢　款冬花三錢

水煎服，七劑癒。

秘訣：

消癰救潰參蒲銀，地丁菊甘五錢陳，

芩橘款冬三錢入，水煎七劑癰回春。

　　人有久嗽之後，肺管損傷，皮膚黃瘦，咽喉嘶啞，自

汗盜汗，臥眠不得，口吐稠痰，腥臭難聞，惟聞喘急，毛

悴色焦。喘嗽之時，必須忍氣須臾，輕輕吐痰，始覺膈上

不痛，否則大痛難堪，氣啟、奄奄，全無振興之狀者，人

以為肺中癰也，誰知是肺痿而生瘡乎？

　　此等之症，不易解救，然治之得法，調理又善，亦有

生者：夫肺癰與肺痿不同，肺癰生於火毒，治之宜速。肺

痿成勞傷，治之宜緩。大約火毒當補中而用瀉，勞傷宜補

中而帶清。瀉與清不同，而補亦不同。惟是瀉中用補，可

用大劑；清中用補，當用小劑，勿忘勿助，若有若無，始

能奏功也。方用**養肺去痿湯**：

　麥冬　金銀花各三錢　紫菀　百部　甘草各五分　生地

百合各二錢　天冬　款冬花　貝母各一錢　白薇三分

　　水煎服，服十劑而膈上痛少輕者，便有生機矣。再服

十劑而更輕，再服十劑而漸癒，共服五十劑，而始痊癒

也。此方不寒不熱，養肺氣於垂絕之時，保肺痿於將棄之

頃，實有奇功。倘求捷效於一旦，必至輕喪於須臾，寧忍耐以全生，切勿欲速而送死也。

秘訣：

養肺救瘵麥三銀，紫菀百部草五分，

生地百合二錢著，天冬一錢款貝存，

白薇三分水煎服，服五十劑病回春。

起瘵延生丹亦效：

款冬花　百部　白薇　山豆根各五分　甘草　桔梗各一錢　生地　天花粉　麥冬各五錢　玄參二錢　天冬一錢

水煎服，連服十劑癒。

秘訣：

起瘵延生款五分，百部白薇山豆根，

甘橘一錢生地粉，麥冬五錢二玄參，

天冬一錢勞傷去，連服十劑漸回春。

世有膏粱子弟，多食濃厚氣味，燔炙煎炒之物，時時吞嚼，或美醞香醪，乘興酣飲，逐至咽乾舌燥，吐痰吐血，喘息膈痛，不得安眠者，人以為肺經火熱也，誰知是肺痿已成瘡乎？大肺為五臟之蓋，最喜清氣之燻蒸，最惡燥氣之炎逼。今所飲所食，盡為辛熱之物，則五臟之中，全是一團火氣。火性炎上，而肺金在上，安得不受其害乎？肺既受刑，不能下生腎水，腎水無源，則腎益加燥，勢必取資於肺金，而肺金又病，能不已虛而益虛，已燥而益燥乎？況各經紛紛來逼，火烈金燥，肺間生癰，必然之勢也。治之法，化毒之中益以養肺，降火之中濟以補腎，庶幾已成者可痊，未成者可散也。方用**扶桑清肺散**：

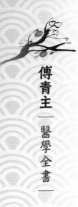

金銀花　熟地各一兩　阿膠三錢　桑葉五錢　紫菀　甘草各二錢　人參　貝母　百合各三錢　杏仁十枚　款冬花一錢　犀角末五分

水煎服，調犀角末服，數劑可奏功也。此方肺腎同治，全不降火。蓋五臟之火，因飲食而旺，乃虛火上升而非實火也。故補其腎而肺氣堅，腎水足而虛火息矣。況補中帶散，則補非呆補，則火毒更易解也。

秘訣：

肺痿扶桑清肺散，銀熟一兩阿膠三，

桑葉五錢菀草二，參貝百合用三錢，

杏仁十枚款錢重，犀角五分沖服安。

方用**銀花甘橘湯**亦效：

丹皮　金銀花　生地　玄參各一兩　甘草　桔梗　貝母各三錢

水煎服，四劑痛減，再用減半藥料，服數劑而痛乃止。

秘訣：

銀花甘橘丹皮金，生地一兩與玄參，

甘橘貝母三錢服，四劑減半再留心。

無名腫毒論

人有頭面無端，忽然生小瘡甚癢，第二日即頭重如山，第三日即面目青紫，人多不知此症，乃至險至危，若不急救，數日內必然一身發青而死。但青不至胸者，尚可治療。因其人素服房中熱藥，熱極而變為毒也……結於陰

之部而成癰，結於陽之部而成毒。出於頭面者，乃陽之部位也，較之生於陰之部位者，更為可畏，非多用化毒之藥，安能起死回生者哉？方用**回生丹**：

金銀花八兩　甘草五錢　玄參　蒲公英各三兩　天花粉三錢　川芎一兩

水煎服，一劑而頭輕，青紫之色淡矣。再服一劑青紫之色盡消而瘡亦癒，不必三劑也。此方化毒而不耗氣，敗毒而不損陰，所以建功甚奇也。此毒原係水虧之極，而洩毒之藥，無不有損於陰陽。惟金銀花攻補兼妙，故用以為君，若少用其味單而力薄，多用則味重而力厚，又加玄參以去火，甘草以瀉毒，蒲公英以清熱，天花粉以消痰，川芎以散結，自然相助而奏效也。

秘訣：

無名腫毒回生丹，銀花八兩草五錢，

玄參蒲公三兩整，花粉三錢芎兩添，

一劑腫毒盡消去，二劑痊癒效如仙。

方用**花錦散**亦效：

錦地羅八兩　金銀花八錢　當歸二錢　天花粉　甘草各五錢

水煎服，一劑效，再續服。

秘訣：

花錦散用錦地羅，銀八二當粉五錢，

五錢同粉有甘草，一劑回生效無訛。

人有無名腫毒，生於思慮不到之處，而形勢凶惡，有生死之關，皆可以無名腫毒名之，不必分上、中、下也。

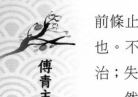

前條止言頭面，而在身之左右前後，與手足四肢尚未言也。不知得其治法，無不可以通治；不得其法，不可妄治；失其治法，則害大矣。

然在上者不可以治中，在中者不可以治下，在下者不可以治上中也。大約上、中、下之生毒，多起於淫慾無度之人，加之以氣怒憂憤，火乘其隙而蘊，故一發而不可制。所以言無名腫毒者，盡陰證而絕無陽證也。然則治之法，宜用解陰毒之藥矣。惟是解陰毒之藥，多半消爍真陰，因虛而結毒，復因解毒而虧陰，寧有陰乎？世之患是症者，往往不救，職是故也。

余得異人之傳，仍於補陰之中而行其散鬱之法，少佐解毒之品而微助其引經之味，是以多收奇功。余不敢秘，傳之書冊，以救萬世之人也。方用**黑虎湯**：

玄參一斤　甘草一兩　柴胡三錢

三味煎湯，十碗為善。若頭面腫毒者，加川芎一兩，附子二錢；生於身前後左右者，加當歸、菊花各一兩，附子三分；生於手足四肢者，加白朮、茯苓各二兩，附子五分。入藥湯中，再煎汁取三碗。未破者立消，已破者生肌，不必二劑也。此方名黑虎湯，言惡毒得之盡散也。玄參能退浮游之火，得甘草之助，能解其迅速之威；得柴胡之輔，能舒其鬱結之氣。且又各有引經之味，引至結毒之處，大能為之祛除。妙在玄參一斤則力量更大，又妙在補中帶散，則解陰毒而不傷陰氣，所以奏功最神。

萬勿驚其藥料之重，而不敢輕試也。若些小之症，又非陰毒，俱不必用此重劑，則又不可不知也。

秘訣：

黑虎湯中一兩甘，三錢柴胡一斤玄，

若是頭面腫毒者，川芎一兩附二錢，

生身前後左右者，歸菊一兩附子添，

乎足四肢朮二兩，茯苓二兩附五煎。

方用**七聖湯**亦治之：

蒲公英　紫花地丁　金銀花　錦地羅各四兩　當歸三

兩　天花粉五錢　甘草四錢

水煎服。

秘訣：

七聖湯用蒲地丁，銀錦四兩歸三從，

粉五甘草四錢入，陰毒輕症急煎攻。

對口瘡論

人有對口之後，忽生小瘡，先癢後痛，隨至潰爛，人以為至凶之癰也。然而癰生正對口者猶輕，生於偏對口者乃重。蓋頸項之上，乃腎督脈之部位也，其地屬陰，所生癰疽，多屬陰癰，而非陽疽也。以陽證必高寸許，其色紅腫發光，疼痛呼號。而陰證則不然，色必黑暗，痛亦不甚，身體沉重，睏倦欲臥，呻吟無力，其瘡口必不突起，或現無數小瘡口，人皆不知從何處覓頭。然陰陽二毒，皆可內消，何必令其皮破腫潰而後治之哉。至於內消之法，初起之時，不須分別陰陽，可俱用三星湯。惟既破潰腸，陰陽不分，而漫投藥餌，則禍生頃刻矣。若陽證潰爛，仍以三星湯治之；若陰證潰爛者，則須用神效湯。

三星湯：

金銀花二兩　蒲公英一兩　甘草三錢

水煎服，未破者，服之可消。已破者，三劑膿盡而肉生矣。

秘訣：

三星湯可治陽癰，二兩銀花一兩英，

甘草三錢服三劑，自然膿盡好肉生。

神效湯：

當歸　黃蓍　人參各一兩　金銀花二兩　白芍一兩　肉桂一錢　荊芥三錢

水煎服，一劑而血止，二劑而肉生，三劑而口小，四劑而皮合，再服二劑而痊癒矣。此方治各處癰毒，凡低陷不作膿而不能收口者，急服此藥，無不神效，不止治對口之陰毒，善能收功也。誠以陽證可以涼瀉，陰證必須溫補故耳。

秘訣：

神效湯中歸蓍參，一兩白芍二兩金，

桂一荊三水煎好，陰癰六劑可回春。

方用**三花湯**亦效：

川芎　紫花地丁各一兩　當歸二兩　菊花五錢　天花粉三錢

水煎服，二劑癒。

秘訣：

癰不作膿三花湯，芎紫一兩二兩當，

甘菊五錢三花粉，止服二劑妙無雙。

對口有偏、正之不同：發於正者是督脈所生，偏者乃太陽膀胱所司。督脈行於下，而貫脊行於上，毒氣得之，反能衝突高起，邪毒不致下流，乃為外發，故易治。

由膀胱發者難治，以膀胱之脈起於巔頂，貫脊兩旁，順下而行，與癰毒交會下流，故瘡多平塌難起，不發紅腫潰爛，易流注於兩肩而作腫，十五日無膿者，必然變陽歸陰，故多難治也。

腦疽論

人有生癰疽於頭頂者，初名腦疽，又名偏正對口，而非真正癰疽也。此症九死一生，然治之得法，亦可救也。大約生此症者，皆因腎火沸騰也。蓋腦為髓海，原通於腎，腎無火則髓不能化精，腎火盛則髓亦不能化精。不特不能化精，隨火之升降，則化為毒而生癰疽矣。蓋腎之化精，必得腦中之氣以相化，若腦中無腎火，勢必氣化為火，火性炎上，不及下降，於是腦中髓海，白化為毒，較之腦氣下流而成毒者，其毒更甚，往往更變形容，改變聲音，瘡色紫黑，口乾煩躁，隨飲隨渴，甚者腦骨俱腐，片片脫落，其狼狽之狀，莫可形容，將何以救之耶？

此症治法，須問其飲食如何，倘飲食知味，尚可以救，方用**五靈湯**：

玄參　麥冬各三兩　金銀花八兩　黃耆四兩　人參二兩

水煎服，連服四劑，其癰疽漸癒，改用十全大補湯重四兩，服四劑，又改用八味地黃湯，恣其酣飲，可獲痊癒矣。此症十有九死，然而余立一法，實無第二法也。此症

得於房勞者居多，興陽澀精，俱是丹石燥烈之品，或洗或嚼，或含於口，或納於臍，霸阻精道，久戰不已，日積月累，真陰枯澀，髓竭火發，遂潰頂門，多致不救。人何苦貪婦人之歡，以千金之命，而輕於夜台也。

秘訣：

頂上生疽用五靈，三兩玄參及麥冬，

銀花八兩黃蓍四，人參二兩四劑功。

此症用**蔓花湯**亦效：

玄參　山茱萸　金銀花各二兩　川芎一兩　貝母三錢

蔓荊子三錢

水煎服，一劑即消，二劑痊癒。

秘訣：

腦癰蔓花用玄參，二兩山萸二兩金，

川芎一兩三錢貝，蔓荊子二效如神。

囊癰論

人有陰囊左右而生癰毒者，名曰便毒。生於腎囊之下，穀道之前，名曰囊癰。二者之間，便毒易治，而囊癰難療也。以囊之下為懸癰，其皮肉與他處不同。

蓋他處皮肉，或橫生，或直生，俱易合；而懸癰之處，橫中有直，直中有橫，一有損傷，不易收功。然治之得法，未嘗難也。

此等之症，皆少年貪於酒色，或入花街而酣戰，或入柳巷而恣歡……往往多生此瘡者，所謂「欲洩不洩，精化為膿血」是也。

治之法，必須大補其虛，而佐以化毒之品。以毒因虛而成，不治乎虛，癰安得痊？方用**逐邪至神丹**：

金銀花四兩　蒲公英　當歸各二兩　大黃五錢　人參甘草各一兩　天花粉二錢

水煎服，一劑而毒消，二劑而痊癒，潰者三劑可以收功矣。此方用銀花、蒲公英佐之歸、參、大黃之大料，未免過於霸道，況大虛之病，又用大黃以祛逐，似乎非宜？誰知毒氣甚盛，乘其初起之時，正氣未衰，而大補大瀉之為得乎？倘因循失治，或畏縮而不敢治，及治流膿出血，正氣蕭索，始用參、蓍補氣，往往有用至數斤而尚未能復元，何若早用於化毒之中，正氣無傷，而毒又易散哉？此因勢利導之法，又不可不知也。

秘訣：

逐邪神丹銀四兩，二蒲歸兮五大黃，

一兩參草二錢粉，水煎三劑消癰囊。

方用**八聖丹**治之亦效：

金銀花四兩　歸尾一兩　人參二兩　柴胡　黃芩　黃柏貝母　梔子各三錢

水煎服，一劑輕，二劑效，毒已出，即可勿服。

秘訣：

八聖丹中四兩金，一兩當歸二兩參，

柴胡芩柏三錢入，貝梔亦然研去心。

人有飲酒入房，精不得瀉，至半夜，煩熱煩渴，小便淋赤，痰涎湧盛，第一日陰囊腫脹煅痛，明日陰囊處肉腐，玉莖下帖囊者亦腐，人以為酒毒也，誰知是肝火得酒

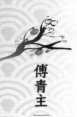

濕而肆瘧乎？夫酒濕何至腐爛？

蓋火酒大熱之物也，人過飲火酒，多致醉死，死後往往身體腐爛，乃火酒之毒也……治之法，解酒毒而補氣血，則濕熱祛而腐肉可長，患可愈矣。方用**救腐湯**：

人參　白朮各一兩　當歸　黃耆各二兩　茯苓　玉米各五錢　白芍一兩　黃柏　澤瀉　葛根　梔子各二錢

水煎服，四劑腐肉脫而新肉生，再服四劑囊莖悉平復矣。夫酒毒成於拂抑，平肝瀉火，利濕解毒可也，何以又用參、耆、歸、朮以補其氣血耶？大凡氣血盛者，力能勝酒，縱酣飲而無礙。

服火酒而腐爛，因火酒而結毒，亦因氣血之衰，力不能勝酒毒耳。所以兩火相合，遂至焚身腐肉，若不急補氣血，則酒毒難消，而腐肉又何以能速生肌長肉哉？

秘訣：

參朮一兩二歸耆，茯苓五錢併玉米，

白芍兩重二四劑，黃柏澤葛二錢梔。

方用**異寶散**亦效：

茯苓一兩　冰片三分　黃柏　瓦草　青苔　兒茶各五錢　麝香八分　樟腦三錢　乳香　沒藥各二錢

為末，撒於患處，水無流出，即不再腐矣。

秘訣：

又有異寶撒囊癰，一兩茯苓三分冰，

黃柏瓦草各五錢，青苔兒茶一樣同，

麝香八分樟三錢，乳香沒藥二錢從。

臂癰論

人有兩臂之間，忽然生瘡而變成癰疽者，亦陰癰也。雖較頭面對口肩背上稍輕，然治之不得其法，亦能殺人，必須辨其陰陽治之。

大約陽證必紅腫而疼痛則易治，陰證必漫腫麻癢則難療。陽證宜用三星湯，一二劑則消；陰證則不可用，必須大補氣血，而佐以消痰化毒之劑，始能奏功，豈可謂手足非心腹之疾，不必補虛乎？夫陰主靜，而手足乃至動者也。動而生陰疽，則動變為靜，亦非常之道也，可不畏哉！況動變為靜，又趨陰之道也。陽趨於陰，則生近於死矣。欲陽返陰易，欲陰返陽難，誰謂手足之癰，而可小視之哉？方用**消癰還陽丹**：

白朮　黃蓍各一兩　人參　天花粉各三錢　當歸五錢　金銀花二兩　肉桂　乳香各一錢　甘草三錢

水煎服，一劑陰返陽而癢變痛，二劑而痛如失，三劑全消，不必四劑也。此方與神效湯（《辨證奇聞》、《辨證錄》作七聖湯）相似，而意各異。神效湯內無乳香、天粉，能治潰爛，長肉生肌。此方治未潰者，而能內消也，加乳香、天粉二味以攻中，有擁衛之力耳。

秘訣：

還陽神丹治臂癰，白朮黃蓍一兩同，

參粉三錢歸五錢，銀花二兩桂錢從，

乳香一錢三錢草，陽證方可服三星。

此症用**轉攻湯**亦治之：

黃蓍二兩　甘草　貝母各三錢　當歸　白朮各一兩　肉桂一錢　遠志　紫花地丁各五錢

水煎服。

秘訣：

轉攻湯中二兩蓍，甘貝三錢去心宜，

歸朮一兩桂一錢，五錢遠志地丁隨。

乳癰論

人有乳上生癰，先腫後痛，寒熱往來，變成瘍癰，此症男女皆有，而婦人居多。蓋婦生子，抱兒食乳，偶然困睡，兒以口氣吹之，乳內之氣塞不通，遂成乳疾。此時若以解散之藥治之，可隨手而癒。倘因循失治，而乳癰之症成矣。

男子則不然，陽明胃火熾盛，不上騰於口舌，而中壅於乳房，乃生此症。乳癰不比他處之癰有陰陽之別，故治法亦無陰陽之判，但別其先後之虛實耳。

初起多為邪實，潰爛乃為正虛也。雖然邪之有餘，仍是正之不足，治宜補中散邪，乃萬全之道，正不必分先宜攻而後宜補也。方用**和乳湯**：

當歸　蒲公英各一兩　貝母　天花粉各三錢　甘草二錢穿山甲一片

水煎服，一劑而乳通腫亦消矣，不必二劑也。此方用貝母、花粉者，消胃中之壅痰也，壅散而乳房之氣通矣。佐以公英、山甲解其熱毒，利其關竅，自然不攻而毒散矣。惟恐前藥過於迅速，加當歸、甘草補正和解，則正無

傷而邪自退，何慮餘毒不行而變乳岩哉？

秘訣：

和乳一兩歸蒲公，三錢貝母花粉同，

山甲一片二錢草，服下一服乳房通。

此症用**消化無形湯**亦效：

金銀花　當歸各一兩　甘草　天花粉各三錢　通草一錢
紫背天葵五錢

水煎服，一劑即消。

秘訣：

又有消化無形湯，銀花一兩當歸行，

甘粉三錢通草一，紫背天葵五錢良。

人有先生乳癰，收口後不慎房事，以致復行潰爛，變成乳岩，現出無數小口，而瘡口更加腐爛，似蜂窩之狀，肉向外生，終年累月不癒，服敗毒之藥而癒甚。人以為毒深結於乳房也，誰知是氣血大虛乎？夫乳癰成岩，肉向外生，而筋束乳頭，則傷乳即傷筋也。

此症必須急救，否則有筋弛難長之虞矣。夫筋弛而又洩精，洩精則損傷元氣，安得不變出非常乎？當失精之後，即用補精填髓之藥，尚不致如此之橫，今既因虛而成岩，復見岩而敗毒，不已虛而益虛乎？無怪其愈治而愈壞也。治之法，必須大補其氣血以生其精，不必再瀉其毒，以其病無毒可瀉耳。方用**化岩湯**：

茜草根　白芥子各二錢　人參　忍冬藤　黃蓍　當歸
各一兩　白朮（土炒）二兩　茯苓三錢

水煎服，連服二劑而生肉紅潤，再服二劑而膿盡痛

止，又二劑漏管重長，又二劑痊癒，再二劑永不復發矣。
此方全在補氣補血，而不事消痰化毒之治。

忍冬雖為消毒之藥，其性亦補，況入於補藥之中，亦
純乎補矣。惟是失精變岩，似宜補精，乃不補精而止補氣
血，何也？蓋精不可以速生，補精之功甚緩，不若補其氣
血，氣血旺則精生矣。且乳房屬陽明之經，既生乳癰，未
能多氣多血，補其氣血，則陽明之經既旺，自然生液生精
以灌注於乳房，又何必復補其精，以牽制參著之功乎？此
所以不用生精之味耳。

秘訣：

化岩湯中茜草根，二錢白芥一兩參，

忍冬著歸亦一兩，白朮二兩苓三錢。

方用**延仁湯**亦效：

人參　當歸　白朮　熟地　麥冬各一兩　山茱萸五錢
甘草一錢　陳皮五分

水煎服，四劑效。

秘訣：

乳岩宜用延仁湯，參歸朮地麥兩襄，

山萸五錢一錢草，陳皮五分四劑良。

人有左乳忽腫如桃，皮色不變，又不痛，身體發熱，
形容漸瘦，人以為痰氣鬱結也，誰知是肝氣之不舒乎？夫
乳屬陽明，而乳癰宜責之陽明胃經，余獨言肝者何也？蓋
陽明胃土，最怕肝木之剋，肝氣不舒，則胃氣亦不舒耳。
況乳又近於兩脅，正肝之部位也。與肝相遠，尚退縮而不
敢舒，與肝為鄰，亦何敢恣肆而吐氣哉？氣不舒而腫滿之

形成，漫腫無頭不痛不赤，正顯其畏懼也。

治之法，不必治陽明之畏，但治肝經之鬱，自然毒消腫解矣。方用**加味逍遙散**：

柴胡二錢　川芎　甘草　人參各一錢　當歸二錢　白朮　半夏　茯苓　陳皮　瓜蔞仁各三錢　白芍五錢

水煎服，服十劑而內消，去瓜蔞再服十劑不再發矣。逍遙散善解肝氣之鬱，肝氣鬱解而胃氣自舒矣。況益之瓜蔞、半夏、陳皮，專能治胸中之積痰，痰去則腫亦易消也。

秘訣：

逍遙加味二錢胡，芎草人參一錢煮，

歸朮夏苓陳三錢，蔞仁亦三白芍五。

此症用**歸芍二通湯**亦效：

當歸一兩　白芍五錢　柴胡三錢　木通　通草各一錢　枳殼二錢　穿山甲一片　山楂十個　桃仁十粒　天花粉三錢

水煎服，二劑效，繼續服。

秘訣：

歸芍二通治乳岩，當歸一兩芍五錢，

柴粉三錢二通一，枳殼山甲楂桃全。

婦人產後，忽兩乳細小，下垂過腹，疼痛難忍，人以為懸癰也，誰知是胃經氣血之燥乎？蓋胃為水穀之海，而多氣多血之腑也。

夫產後亡血過多，則胃中空虛，而飲食不能遽進，即進飲食，而各臟腑取給於胃甚急，則胃氣困矣。胃氣困而胃血則燥矣。胃血燥無以解各臟腑之紛爭，且小兒又索母

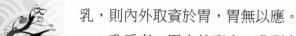

乳，則內外取資於胃，胃無以應。

乳房者，胃之外廓也；乳頭者，胃之門戶也。胃苦內之紛爭，欲避出於外而不可得，況小兒日夜吮咂，則兩乳細小下垂，以致於腹，有外遁難藏，入地無門之狀，此倒懸切膚之痛，至危之症也。治之法，急救胃氣，而益之補血之味，則胃氣潤而不燥，胃氣和平，自然分給於臟腑，又何至外痛而倒懸哉？方用**解懸湯**：

人參　川芎各二兩　當歸四兩　荊芥三錢　炮薑一錢
麥冬一兩　益母草三錢

水煎服，四劑而乳頭收，再四劑痊癒矣。

此方用人參以生胃氣於無何有之鄉；用當歸、川芎以生新血於危急之地；用荊芥、益母草以解臟腑之紛爭，得歸於經絡；用麥冬、炮薑者，因陽明胃火之燥，未免火動而延燒，產後不宜寒涼之藥，故用麥冬微寒之品，少解其火勢之烈也。

秘訣：

乳垂疼痛解懸湯，參芎二兩四歸裹，

荊芥三錢益母草，炮薑一錢麥兩嘗。

此症方用**玉漿丹**亦效：

人參　玄參　麥冬各二兩　當歸　生地各一兩　麻黃
五味子各一錢

水煎服，二劑效。

秘訣：

潤胃益氣是玉漿，人參玄參麥二兩，歸地一兩麻黃錢，五味同麻二劑康。

240

肚癰論

人有生癰於小肚之間，斷無陽毒之症，以其屬於陰之部位也。陰位生陰毒之症，似乎至重，然治之得法，一用陽藥，立可成功。無奈世人一見肚腹生瘡，往往多用陰藥以消毒，反致癰成難救之症，良可憫也！然余所謂陽藥者，非散火祛風之藥，乃補氣溫火之味耳。蓋陰地而結成陰毒者，乃虛寒之故也。寒因虛而不行，毒因寒而鬱結，故用熱藥以祛寒，自能寒解而毒散也。方用**祛寒救腹丹**：

白朮　金銀花各三兩　茯苓　肉桂各三錢　附子一錢
當歸　蛇床子各五錢

水煎服，一劑而癰消矣，倘已潰者三劑而膿盡肉生矣，四劑痊癒。此方用白朮為君，專利腰臍之氣，腰臍之氣利，則下腹之部位盡利矣。佐以金銀花、蛇床子以祛其毒氣，則毒氣易消矣。

然恐寒涼之藥不能直入，故加附子、肉桂，斬關突圍而進也。惟是桂、附、朮、床俱是乾燥之品，毒雖祛除，未免耗血，故用當歸陽中滋陰，少制其燥，則陰寒散而又無陽旺之虞，所以既能奏功而又無後患也。

秘訣：

祛寒救腹朮銀三，苓桂三錢附一錢，

歸床五錢一服消，已潰四劑妙如仙。

此症方用**鳴寶丹**亦效：

黃耆二兩　甘草三錢　白朮　金銀花各二兩　車前子
蛇床子各五錢　柴胡　肉桂　貝母　山茱萸各一錢

水煎服，一劑消，二劑癒，加人參用之更妙。

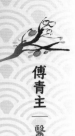

秘訣：

肚癰須用鳴寶丹，黃耆二兩草三錢，

朮銀二兩車床五，柴桂貝萸一錢添。

惡疽論

人有四肢之間，或頭面之上，忽然生疽，頭黑皮紫，痛楚異常，此陽證之毒也。治不得法，亦能殺人。蓋陽證之毒，其毒甚驟，即用敗毒之藥治之，可隨手而癒。

然而疽與癰，實有不同。癰潰於內，而疽腫於外也。潰於內者，難於外治；腫於外者，易於內消。雖癰疽之毒，盡由內而發外，無不可內治而外癒也。而疽尤宜內治，方用消疽湯：

夏枯草　忍冬藤　當歸各二兩　連翹　生地各三錢　地榆二錢　天花粉三錢　白芷　甘草各二錢

水煎服，未潰者二劑即消，已潰者四劑痊癒矣。此方通治惡疽之方也，凡生疽者，以此方治之，無不神效。蓋補血散毒，則血活而毒難留；涼血清火，則血寒而火易散。疽多陽證，所以治無不宜也。

秘訣：

消疽湯用夏枯草，忍冬當歸二兩攪，

連翹二地粉三錢，白芷二錢甘草好。

又治惡疽方：

荊芥　甘草　天花粉各三錢　當歸　玄參各一兩　金銀花八錢　陳皮一錢　蒲公英五錢　牛蒡子二錢

水煎服，若在咽喉者加桔梗三錢；若在下身者加地榆

三錢。

又有一方治惡疽，荊芥甘粉三錢許，

歸玄一兩銀八錢，陳一英五二牛予，

若在咽喉三錢橘，下身生兮加地榆。

疔瘡論

人有生疔瘡者，一時疼痛難忍，此陽毒而非陰毒也。
但初生時，人最難辨。世人以生黃豆令病人口嚼，不知辛
生之味便是疔喳，此辨證之訣也。其瘡頭必發黃疱，或現
紫黑之色。更須細看疱中，必有紅白一線，通出於疱外。
大約疔生足上者，紅線由足而入臍。疔生手上者，紅線由
手而入心。疔生唇上者，紅線由唇而走喉。如見此紅線透
出，即在紅線處用針刺出毒血，以免毒攻心。若現白線之
絲，則不必刺也。

治之法，總以消毒瀉火為主。方用**拔疔散**：

紫花地丁　菊花各一兩

水煎服，一劑而紅線除，二劑而疔毒散，三劑痊癒
矣。若已潰爛，亦用此方，但加當歸二兩，不必四劑毒盡
而肉生矣。

秘訣：

方名拔疔只二味，地丁菊花各兩配，

毒若初起服三劑，已潰再加二兩歸。

此症用**散疔散**亦妙：

夏枯草　紫花地丁各一兩　連翹三錢

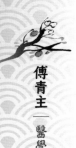

水煎服，一劑即削矣。

秘訣：

還有散疔亦效味，枯草地丁一兩計，

連翹三錢一劑消，何必瑣碎服三劑。

唇疔論

人有生疔於唇上，或在口角之旁，或在上下唇之際，不必論其大小，皆因脾胃之火毒也。最宜速散，否則毒氣炎熾，難於飲食，往往有腐爛而死者。然疔愈小，而其毒愈橫也。治之法，宜急瀉火毒，而又不可損傷脾胃之氣，則毒不難散矣。方用**救唇湯**：

金銀花　紫花地丁　甘草　桔梗各一兩　知母一錢
白果二十一個

水煎服，一劑而疼痛止，二劑而瘡口消，三劑痊癒，未爛四劑，已爛五劑收功矣。此方治頭面上之疔瘡，俱可獲效，而治口唇之疔，更為神驗。白果、桔梗善走口唇，引銀花、紫花地丁至於生瘡之處，則能盡解其毒也。

秘訣：

救唇湯能治唇疔，銀丁兩用甘桔梗。

知錢白果二十一，未爛四劑爛五功。

此症方用**護唇湯**亦效：

紫花地丁　麥冬　玄參　夏枯草各一兩　甘草三錢
水煎服，二劑效。

秘訣：

又有療唇護吻湯，地丁麥玄枯草兩，

再加三錢生甘草，服止二劑妙非常。

鬢疽論

人有兩鬢之中，忽然生疽，紅腫高突，頭面眼鼻浮腫，其狀不烘，異乎尋常相貌，此陽毒也。蓋兩鬢近於太陽，乃陽之位也，陰氣不能至此部位。兩鬢生疽，當以陽證治之。

然而雖是陽證，往往有變為陰證者，故於陽藥中必須加入陰分之藥，以防其變。若以潰爛，更須陰藥多於陽藥，則消息而善治之也。方用**理鬢湯**：

金銀花三兩　白芷二錢　當歸　川芎　夏枯草各一兩

水煎服，未潰者二劑即消，已潰者四劑即消矣。此方用金銀花、夏枯草以解火毒，白芷、川芎引入兩鬢、太陽之間，則金銀花、夏枯草更得施其祛逐之功。又妙在當歸之補氣血，則陰陽雙益，正足而邪散，安得不速癒哉！

秘訣：

理鬢湯能治鬢疽，銀花三兩芷三錢，

芎歸一兩氣血壯，枯草一兩用水煎。

此症方用**蒿草飲**亦效：

青蒿　玄參　川芎　生地　夏枯草各一兩　細辛　蔓荊子各一錢

水煎服，二三劑效。

秘訣：

蒿草飲是蒿玄芎，生地枯草一兩同，

細辛蔓荊一錢許，二劑三劑效無窮。

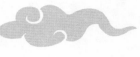

下卷

楊梅瘡論

人有關心愛妓之歡，戀爐酣戰，自覺馬門如針刺之痛，此毒氣已過也。未幾而生魚口矣，未幾而生疳瘡，又未幾而遍身亦生瘡矣，黃膿氾濫，臭腐不堪，人以為毒盛，多用敗毒之藥，誰知愈敗毒而瘡愈盛，瘡愈多而愈不易癒，往往有腐爛而死者，實可傷也！

蓋楊梅之毒，每中於洩精之時，精洩則元氣虧虛，故毒乘虛而入。若元氣足，則毒雖入而傳染，不過輕微之毒，可以一洩而癒。

今遍身瘡毒發出，明是大虛之症，而毒深中於內，不補虛以洩毒，焉能奏功？倘用敗毒之藥，無異下石矣！方用**二生湯**：

　　土茯苓二兩　　生黃蓍三兩　　生甘草三錢

水煎服，四劑瘡漸紅，再四劑漸乾，又四劑痊癒矣。服此方忌茶。此方妙在不以解毒為事，止用黃蓍以補氣，氣旺而邪自不留。得生甘草以化毒，而佐之以土茯苓以引毒，毒去而正無虧。蓋氣生而血不難養，此治之巧者也。

偏德湯亦妙：

　　金銀花四兩　　當歸　白朮各二兩　　土茯苓一兩　　天花粉二錢　　甘草五錢

水煎服，十劑癒。

秘訣：

二生湯能治楊梅，土苓二兩生黃蓍，

甘草三錢過十劑，始紅漸乾瘡可醫。

又有治梅銀四兩，歸術二兩土茯兩，

花粉三錢五錢草，服至十劑一掃光。

人有龜頭生疳，乃服敗毒之藥，欲毒小便而出。若大腸燥結，則攻毒之藥，不能徑走大腸，勢必盡趨膀胱而出，蓋膀胱口細，小便亦細，毒難洩出，於是毒不留於腸中，而反結於外勢，毒盛必發，安得不腐爛哉？

往往有龜頭爛落，連莖亦爛，世人多以外藥敷之。外藥固不可少，然不先消其內之火毒，而遽用外藥敷之，不啻如石之壓草萌芽也，勢必復發。

宜先用湯劑治之，方名**散毒丹**：

土茯苓　黃柏　甘草　梔子（炒研）各一兩　肉桂一錢

水煎服，四劑則火自從小便而出，疼痛少止，然後用生勢丹敷之。

生勢丹：

兒茶　生甘草各一兩　炒黃柏三兩　冰片三分　硃砂一錢　乳香　沒藥　大黃各三錢

研為細末，磁（瓷）瓶收貯。敷患處數日而膿盡血干，抹至一月，肉筋再長而癒。

癒後宜大補氣血，急用十全大補湯連服一二月，則外勢仍能伸縮，尚可種子。否則多服敗毒之藥，瀉火之劑，則命門寒涼，而外勢亦且冰冷，安能陽和之驟復哉？此前後治法之各異，實有次序也。

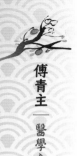
秘訣：

龜頭腐爛散毒丹，芩柏草栀一兩煎，

肉桂一錢四劑止，然後再敷生勢丹。

生勢丹敷龜頭藥，兒茶甘草一兩著，

炒柏三兩冰三分，硃砂一錢乳沒藥，

大黃三錢共細末，敷至一月患自瘥。

此症方用**護身湯**亦效：

玉米　金銀花　土茯苓各一兩　肉桂三分　黃柏二錢

車前子三錢

水煎服，連服十劑癒。

秘訣：

護身湯中玉米金，茯苓一兩桂三分，

車前三錢黃柏二，連服十劑可回春。

人有疔瘡初發，魚口將生，若不速治，必遍身生瘡、遷延歲月，身體腐爛，多不可救，必須早治為妙。然而早治之法，世人多用五虎散敗毒，雖毒從下洩，而損傷元氣，未為得法。

設或敗毒之藥少減，又恐有留毒之虞，亦非治法之妙。蓋毒氣之人，因元氣之虛也。虛而敗毒，是已虛而益虛也，則毒將何以解乎？

治之法，惟補中有洩，則毒盡散，而正氣又無虧矣。

方用**早奪湯**：

人參　白朮　當歸　黃蓍　大黃　金銀花　土茯苓

石膏各一兩　甘草　遠志　天花粉各三錢　柴胡二錢

水煎服，一劑洩出惡物，宜掘土埋之；再服二劑而臭

穢惡物，無留於腸胃矣。然後減去大黃、石膏，加土茯苓二兩，同前藥再煎服四劑，則一身上下與頭面之間，必有隱隱瘡影現於皮膚之內，再服二劑而瘡影亦盡消矣。再服二劑，則永不生瘡矣。

此方用大黃以瀉毒，石膏以清毒，甘草、銀花以化毒，柴、粉以散毒，又佐以大補氣血之藥，有似三軍過勇，士卒強健，統帥大軍，斬殺無遺，則四野蕭條，元氣盡矣！用參、蓍、歸、朮之類，以至仁而佐至勇，則剿撫兼施，軍聲更振，前徒倒戈，自獲全勝。少祛除則賊化為良，豈敢仍為盜哉！

此方有益於風流子弟不少，余實親視而實驗者也。倘病人陰虛陽燥，方中可加熟地數兩，或加玄參一兩亦可，餘品不可亂加也。

秘訣：

參朮歸蓍早奪湯，大黃銀苓石膏兩，

甘草遠志粉三錢，柴二一劑洩毒良。

再服四劑穢盡去，土苓二兩去膏黃，

陰虛陽燥加玄地，水煎服之妙難量。

方用**洩穢丹**亦妙：

蒲公英　金銀花各三兩　　當歸一兩　　大黃五錢　　王不留行三錢　　水煎服，水十碗，煎成二碗，徐徐服。

秘訣：

洩穢神丹蒲公英，銀花三兩歸兩從，

大黃五錢三不留，十碗煎二徐服輕。

人有遍身生楊梅，而服輕粉，一時收斂，以圖目前遮

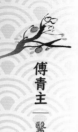

飾，誰知毒藏於內，必然外潰。未幾而毒發於鼻，自覺臭氣衝鼻而出。又幾日而鼻色變黑，不聞香臭矣。此等症見，必須急治。否則鼻柱自傾，一至腐爛，便不可救。然用些小之劑，亦無益也。蓋毒勢甚盛，杯水難濟。況楊梅結毒，不結於他處，而結於鼻中，其毒更勝，以毒不在他臟，而在肺經也。

肺主氣者，主清氣也，毒氣非清氣可比。毒氣在肺，則清氣盡為毒氣矣。肺氣出於鼻，而藏於腎，腎感毒氣，移之於肺，以散於皮膚，則毒氣可以外出。今用輕粉收斂，則毒不得發於皮膚，而盡歸還肺中；肺欲歸還於腎，而腎不受，乃上衝於鼻矣。鼻孔細小，安能遽洩乎？自然毒氣盡結於鼻，而鼻乃獨受其禍矣。

治之法，必須多用散藥以解毒。然肺經之病，不能直治，必須隔一、隔二治之而後可也。方用**護鼻散**：

金銀花　玄參各三兩　麥冬二兩　桔梗　甘草　天花粉各五錢　丹砂（生沖）一錢

水煎調丹砂末，服一劑而鼻知香臭矣，服四劑而鼻黑之色去，不必憂鼻之爛落矣。更用**全鼻散**：

玄參　金銀花　當歸各一兩　丹砂一錢　麥冬五錢　人參　甘草各三錢

水煎服，十劑而一身之毒盡出，可保無虞。前方過於勇猛，所以救其急，後方近乎和平，所以補其虛。而丹砂前後皆用者，以輕粉之毒非丹砂不能去。輕粉乃水銀所燒，而丹砂乃水銀之母，子見母自然相逢，而不肯相離，所以丹砂出而輕粉亦出，此世人之所未知耳。

倘鼻梁已傾，腐爛不堪，宜以前護鼻散救之，雖鼻不能重長，而性命猶可保也。

秘訣：

護鼻解毒三銀參，麥二梗五草花粉，

煮鹹丹砂生沖服，四劑色變莫憂心。

全鼻散藥玄金花，一兩當歸錢丹砂，

麥冬五錢三參草，連服十劑自無差。

方用**寒水再造湯**亦效：

麥冬三兩　甘草二兩　貝母三錢　夏枯草二兩　黃芩
連翹　桔梗　寒水石（沖）各三錢　赤茯苓二兩

水煎服，未爛者一劑可免，爛者再劑不爛矣，再二劑痊癒。

秘訣：

寒水再造三兩冬，甘枯二兩赤茯苓，

貝母黃芩連翹橘，寒水三錢煎成沖。

人有生楊梅，遍身皆爛，疼痛非常，人以為毒氣之在皮膚也，誰知是血虛而毒結於皮膚乎？夫楊梅之毒，散於骨髓之中，毒在骨中，難以療治，而毒在皮膚，似易於施治矣。然毒未出於皮膚，尚蘊藏於骨中，洩骨中之毒，可從下而外洩也。如毒已出於皮膚，其毒開張，斂肌中之毒，則不可由表而外攻矣。得其法，則易洩散；未得其法，則轉橫也。

治之法，宜補虛以洩毒，引毒從小便出，乃得其治法耳。方用**二苓化毒湯**：

白茯苓二兩　土茯苓二兩　當歸二兩　紫草二兩　金銀

花二兩　生甘草二錢

水酒各半煎服，十劑痊癒。此方視之平淡無奇，而實有異功者，補以洩之也。楊梅本生於腎之虛，腎虛則血虛矣。不補虛以治瘡，反洩毒以耗血，此世人治楊梅之瘡，所以多不效耳。

加減二苓湯亦效：

生地　茯苓　當歸各一兩　黃蓍　土茯苓各二兩　車前子五錢　防風一錢

水煎服，二劑不痛，再二劑痊癒矣。

秘訣：

二苓化毒茯苓歸，紫草土茯銀二隨，

水酒煎服草二錢，十劑痊癒效可推。

補虛瀉毒二苓湯，生地茯苓歸一兩，

黃蓍土茯二兩用，車前五錢一錢防。

腰疽論

人有腰眼之間，忽生疽毒，疼痛呼號，似乎陽證。然而腰腎之處，乃至陰之地，未可作陽疽治之。若竟陰證治之，則亦不可也。

此症本於過忍其精，欲洩不洩，以成斯毒，似乎純是陰分之過。但腰間去腎不遠，腎火發而成毒，則陰中有陽，未可能以陰證治之也。必須合陰陽並治，以化其毒，則毒去如掃。倘不補陰而競治毒，則腎氣愈傷，而毒難速化矣。

蓋補陰而不補陽，則陰無陽不生，則毒深藏於腎宮而

不得外洩矣。然而陰陽兩治，則腰腎之氣利而易奏功也。

方用**兩治湯**：

杜仲　當歸　白朮各一兩　防己　豨薟草各三錢　金銀花三兩　甘草三錢

水煎服，一劑輕，二劑而痛止，三劑痊癒矣。此方用白朮、杜仲以利其腰臍，氣通而毒自難結也。又得銀花、當歸之類，補中有散；而防己、豨薟草直入腎宮以祛逐蘊熱之毒，則陰陽無偏勝之虞，正有助而邪無紛爭，自然三劑而成功也。

秘訣：

腰疽壯須兩治湯，杜歸白朮一兩添，

再加三錢防豨甘，銀花三兩一齊煎。

此症用**九靈丹**亦效：

生地　丹皮各五錢　黑荊芥　甘草各三錢　防風一錢　紫花地　山茱萸各一兩　炒白朮　熟地各二兩

水煎服，連服二劑效。

秘訣：

又有腰疽九靈丹，生地丹皮各五錢，

黑芥草三防風一，地丁山萸一兩添，

惟有焦朮熟地二，連服二劑效如仙。

瘰癧論

人有生痰塊於項頸，堅如石者，久則變成瘰癧，流膿流血，一塊未消，一塊又長，未幾又潰，或耳下，或缺盆，或肩上，有流行串走之狀，故名鼠瘡，又名串瘡，言

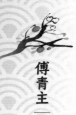

其如鼠之就穿也。

世人謂食鼠竊之物以成，而不然也。蓋瘰癧多起於痰而成於鬱，未有不鬱而能生痰者，未有無痰而能成瘰癧者也。

世人多以開鬱消痰為治，然鬱久則氣血必耗，耗則氣血更虧，若徒消痰而不解鬱，或但開鬱而不消痰，是以虛而益虛也，何能奏功？余謂此症，不若平肝而健脾，助土木相調而癒矣。方用**清串湯**：

白芍　白朮各一兩　柴胡二錢　蒲公英三錢　天花粉三錢　茯苓五錢　陳皮　附子各一錢　紫背天葵五錢　甘草一錢

水煎服，六劑痰塊漸消，再服十劑而瘰癧化盡，再服一月痊癒。癒後可服六君子湯數十劑，以為善後之計，永不再發也。此方妙在蒲公英、天葵為消串之神藥，然非佐之以白芍、柴胡，則肝木不平，非輔之以白朮、茯苓，則脾土不健，何以能勝攻痰破塊之烈哉？惟有攻有補，則調劑咸宜，更得附子之力，以引群藥，直搗中堅，所以能癒宿疾沉痾於旦夕耳。

秘訣：

清串湯芍兩白朮，柴二蒲粉三茯五，

陳皮附草一錢用，紫背天葵五錢煮。

此症用**康樂湯**亦效：

白朮　茯苓　夏枯草各五錢　半夏三錢　炒香附各三錢　白附子　甘草　陳皮各一錢　連翹二錢　白芍一兩

水煎服，十劑痊癒。

秘訣：

康樂朮苓枯草五，製夏三錢炒香附，

白附草陳一錢用，連翹二錢芍兩煮。

人有久生瘰癧，兩項之間，盡已潰爛，串至胸膈之上，無非痰塊，亦已頭破而腐者，遂至身體發熱發寒，肌肉消瘦，飲食少思，自汗盜汗，驚悸恍惚。

此等之症，原係難治，然治得法，尚可救也。大約瘰癧初起，以解鬱消痰為主，而佐之補虛以消其毒。病久宜以補虛為君，而佐之以解鬱消痰。

若徒以祛痰敗毒為事，而不補氣血之虛，鮮有不速之死矣！方用**轉敗湯**：

人參　當歸　土炒白朮各一兩　金銀花　白芍各三兩
柴胡二錢　製半夏五錢　甘草三錢

水煎服，四劑胸開痰消，再四劑而潰爛癒。將前方減半，再服十劑而痊癒矣。

此方補虛多於消痰，解鬱中而寓化痰，世人從未有知此治法者。倘一於攻毒，則愈攻而愈壞。此方實祛病之仙丹，而奪命之神品也。

秘訣：

參歸一兩土炒朮，銀芍三兩二錢胡，

製夏五錢三錢草，八劑減半服十服。

此症用**消瘰湯**亦效：

熟附子三錢　白朮　麥冬　菟絲子　白芍　天葵各一兩　人參　茯苓各五錢　甘草　貝母各三錢

水煎服，十劑輕，三十劑則痊癒矣。

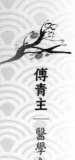

秘訣：

消瘰三錢熟附予，朮兩麥冬菟絲子，

白芍天葵俱兩用，參苓五錢三草貝。

頑瘡論

人有患瘡，經年累月而不癒者，世所謂頑瘡也，言其冥頑不靈，無可如何之勢也。然治之得法，亦可取效。蓋人氣血和平，斷不生瘡，即或生之，治之亦易。然則生瘡者，乃氣血之不和也。或因濕浸，或因熱感，或因寒邪之交，遂至氣結而不宣，血滯而不散，結於皮而皮生瘡，結於肉而肉生瘡，日久不癒，則膿血不淨而生蟲。瘡口不收，人以為蟲也，服殺蟲之劑，而反傷其皮肉，且耗其氣血，則氣血愈虛，力難兼到。棄皮肉於膜外而不顧，斯瘡難痊，遂成頑矣。

然治之者，以行氣和血為主，蟲與毒不計也。但血不易和，氣不易行，非補養不能為功。蓋氣得補而氣自行，血得養而血自流矣。方用**救頑湯**：

連翹　柴胡　防風各一錢　當歸　白朮　熟地　黃耆麥冬各一兩　山茱萸　茯苓各五錢　製半夏二錢　甘草三錢　附子二錢

水煎服，二劑而瘡口必然發腫，不可恐懼，乃藥助氣血與瘡相戰也，是速癒之機，再服二劑不痛而癢矣。再服二劑癢止而肉生，再服二劑結屑而癒，再服二劑永不再發矣。此方專以活血行氣，得補之道也。氣行血活，蟲將安在？故不必殺蟲而頑瘡自除矣。

秘訣：

頑瘡連翹柴錢防，歸朮地蓍麥一兩，

萸苓五錢製夏二，草三附子二錢襄，

二劑發腫四癢甚，再服四劑效非常。

此症用**轉神湯**亦效：

人參　黃蓍　當歸　麥冬　熟地各五錢　天花粉　天冬　車前子各三錢　白朮四錢　甘草二錢　荊芥一錢　防己五分　附子　陳皮

水煎服，一劑知痛癢，二劑大痛，又連服數劑則潰，去附子、防己、車前子，加山茱萸四錢、五味子二錢，再服四劑則癒矣。

秘訣：

轉神湯藥效可計；歸參蓍麥五熟地，

粉天車三朮四錢，草二荊一五分己，

附皮三分數付潰，去附防車加萸味。

人有內股生瘡，斂如豆許，翻出肉一塊，宛若菌狀，人以為蟲食向外翻也。誰知是肝經風熱血燥之故乎？夫肝熱則生風，乃內風而非外風也。然外風而自覺清涼，內風而實似蘊熱。故外風宜散，而內風宜清。但清風而不補血，則熱不能解，而風亦不能舒也。

治之法，必須養血清熱則火不燥，而熱退則風自靜，有何瘡之不癒乎？方用**清風湯**：

白芍一兩　川芎二錢　人參　當歸各五錢　白朮　梔子　丹皮　天花粉　沙參各三錢　柴胡　甘草　連翹各一錢

水煎服，連服數劑，則瘡口自斂矣。此方滋血以養

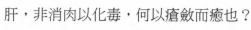

肝，非消肉以化毒，何以瘡斂而癒也？

蓋瘡成於肝木之旺，平肝則血無過燥之患，自然風散熱退，而無延燒之禍也。若不平肝，而內用降火之品，外用退蝕之法，則蟲反內蝕瘡肉，肉愈損而元氣愈虛，變出非常，正難救援耳。

秘訣：

清風湯用芍一兩，川芎二錢五參半，

朮梔丹粉沙參三，柴草連翹一錢嘗。

此症用**斂內湯**亦效：

金銀花　白芍　當歸各一兩　白朮　茯苓各五錢　生梔子三錢　柴胡一錢　甘草三錢

水煎，連服數劑。

秘訣：

斂內一兩銀芍歸，朮茯五錢三生梔，

柴一草三連劑服，清熱養血治頑奇。

腳疽論

人有腳趾上，忽然發癢，而後作痛，指甲現黑色，第二日連腳趾俱黑，第三日連腳面俱黑，黑至腿上，過膝即死，亦無名腫毒之一種也。

因人貪歡，過服春藥，是火熱之毒，非腳疽可比。若腳疽止黑在腳趾，而不至腳面也。然腳疽最凶，雖不如無名腫毒之橫，而殺人則一也。

蓋腳為四餘之末，宜毒之所不到者也，何以凶惡至此？正以謂毒所不到之處而毒聚不散，反出於腳趾之間，

則毒盛非常，而治之不可輕視也。然則用瀉毒之藥治之可乎？而孰知不然。凡人身氣血，周流上下，則毒氣不能聚結於一處。惟氣血虧損，不能遍走經絡，而火毒惡邪，乃固結於骨節之際。腳疽之生，正因氣血之虧，不能周流之故，安可單瀉其毒，以再傷其氣血乎？

治之法，必須大補氣血，而佐以洩毒之品，則安全之道也。方用**顧步湯**：

牛膝　黃蓍　石斛　當歸各一兩　金銀花三兩　人參三錢

水煎服，一劑而黑色解，二劑而疼痛止，三劑癒。若已潰爛，多服數劑，無不癒也。此方用金銀花以解毒，非用牛膝、石斛，則不能直達於腳趾；非用人參、歸、蓍，亦不能使氣血流通以散毒也。故用此方治腳疽多效，即是無名腫毒用此方治之，亦可得生。

世醫用刀割去腳趾，亦是治法，不若此方於補中散毒，起死為生，既無痛楚之傷，又有全活之效也。

秘訣：

顧步湯藥治腳疽，牛蓍石斛一兩歸，

三兩銀花參三錢，未潰三劑潰四奇。

本症用**地丁飲**亦效：

紫花地丁　甘菊花　牛膝各一兩　甘草五錢　天花粉三錢

水煎服，未潰二劑，已潰再服二劑收功，多服為妙。

秘訣：

又有腳疽紫地丁，甘菊牛膝一兩同，

甘草五錢粉三錢，未潰二劑潰再功。

人有腳腿之上，忽然腫起一塊，皮色如常又不痛，人以為癰疽也，誰知是氣血大虛之故乎？夫癰疽而皮色不變，乃氣血之虛，而曰非生癰也，其誰信之？嗟乎！氣所以行血者也。氣行則血行，氣止則血止，若氣血相活，縱有邪氣亦難成腫。邪氣之盛，由於氣血之衰，其腫為癰，每每作痛，而色必變為紅赤也。

然是癰也，腫而不痛不赤，皮色不變，有腫名而無腫實，純是氣虛而血無以養，邪盛而氣不能制也。治之法，宜補氣以養血，何必化毒以祛邪哉？方用**補中益氣湯**：

白朮　黃耆各一兩　升麻五分　柴胡　陳皮各一錢　茯苓三錢　甘草　製半夏各二錢　人參　當歸各五錢

水煎服，十劑而腫自消矣。此方乃益氣之聖藥，非消腫之神劑，何以用之而腫即消也？差真氣奪則虛，邪氣盛則實，真氣愈虛，邪氣愈盛，不能補氣之藥，則氣何以能行，腫何以能消哉？

蓋補中益氣湯善能補氣，故能消腫，何況又益以消腫去濕之品，所以易於建功耳。

秘訣：

補中益氣兩朮耆，升麻五分錢柴陳，

苓三甘草製夏二，參歸五錢十劑神。

又用下方亦效：

當歸　人參各五錢　黃耆一兩　牛膝五分　荊芥　茯苓　天花粉　附子各三錢　甘草一錢

水煎服。

秘訣：

還有五錢當歸參，一兩黃耆牛五分，

荊芥苓粉俱三錢，附予三錢草錢存。

痔漏論

人有肛門內外四旁，忽然生長紅瘰，先癢後痛，漸漸成痔，日久不癒，此症皆由濕熱所成也，多因地氣之濕，加以嗜飲酒熱之毒，所以結於肛門邊而不能遽化矣。夫肛門通於大腸，若內有濕熱，宜從大腸而出，何以結而成痔？以濕熱在大腸不能久留，勢必盡趨於肛門，而肛門乃大腸之鎖鑰，未免有開閉防範之意，不容濕熱出於其外，則蓄積日久，而濕熱之毒，肛門獨受其害矣。雖有內痔外痔之殊，而其為濕毒則一也。

治之法，何能捨濕毒而他求乎？肛門雖去脾胃甚遠，而化濕熱之毒，則不能不假道於脾胃，肛門未受其益，而脾胃先受其損，所以多無成功也。故用藥必須無損於脾胃，而有益於肛門，治之始能奏功也。方用**益後湯**：

山藥　茯苓　白芍　玉米各一兩　地榆三錢　穿山甲（炒）一片

水煎服，四劑寬快；再四劑癒後，將此方每味加十倍研末，煉蜜為丸，梧子大，空心開水送服五錢，服完即癒。此方利水清熱，無傷於脾胃，而有益於肛門，兩全之道也。

秘訣：

內外生痔益後湯，山藥茯苓芍兩襄，

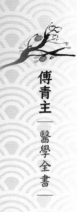

玉米一兩地榆三，山甲一片土炒黃，

四劑寬快再四癒，加倍研末蜜丸嘗。

此症用**榆槐飲**亦效：

槐米二錢　　地榆　　茯苓　　車前子各三錢

水煎服，四劑痊癒。

秘訣：

榆槐飲中藥四味，槐米二錢三地榆，

茯苓車前亦用三，四劑痊癒無容慮。

人有肛門先因有痔瘡，因不慎酒色，遂至腐爛，變成漏瘡，不能收口，生長肉管，流膿淌血，甚以為苦。醫人治法，多用刀針掛線，徒受苦楚，內毒未除，外口難長，經年累月，不能奏功。蓋肛門之肉，不比他處之肉，非橫生則縱生也。而肛門之肉有縱有橫，最難生合。況大便不時經過，又易損傷，然經刀針掛線，是已傷而益傷，安能遽長皮肉乎？故刀線不可輕用，惟消其濕熱之毒，內治為佳。然漏生既久，氣血必虛，徒事止漏，反傷氣血，亦難奏功也。方用**青龜丸**：

烏龜一個　　茯苓五兩　　薏苡仁四兩　　羊蹄後爪四對　　土炒山甲五錢　　人參二兩　　黃耆八兩　　當歸三兩　　白芷　　槐米各二兩　　瓦松二錢　　乾青苔一兩

共研末，將烏龜用石臼搗死，同藥拌勻，鍋內蒸熟，焙乾為末，煉蜜為丸，梧子大，每早開水送服三錢，服至半月漏白乾，連服兩月而漏痂滿，一料服完痊癒。必須嚴戒酒色三月，不然不能奏功。

此方去濕而不散氣，散毒而不損血，補漏於無形，填

隙於有孔。願人堅持三月酒色之戒，以去十年之病也。

秘訣：

青龜丸用苓薏仁，羊蹄後爪山甲參，

薯入歸三芷槐二，瓦松二錢苔兩斟。

人有大便時先射出血，而後便糞，人以為便血之病也，誰知是肛門內生血痔乎？夫痔久必變為漏，宜流膿血。但人之受病不同，而見症亦異。此症得於多飲燒酒，釀成熱毒，走於直腸，不得遽洩，乃結成小痔而不化，久則皮破血流，此乃血出於直腸之外，非出血直腸之中，乃膀胱之血也。膀胱化氣而不化血，酒毒滲入膀胱，則酒氣化水，出於陰器。酒毒燥血，無路可出，而毒結於直腸之外，毒而內攻，而直腸之痔生矣。

然生痔必有其隙可乘，而膀胱之血注之久，且以血引血，不獨膀胱之血盡歸之矣。乘大便之開閉，血先奪門而出，故從大便而直射，正見其欲出之速耳。

治法似宜急堵其血隙，使之無出路為第一策。然私竇既開，漏血易洩，不急清其上游之源，而但截其下流之隙，非計之善也。方用**清源散**：

全蠍　土炒山甲各二兩　珍珠（豆腐煮）三錢　瓦松一條

研末，每日開水調一茶匙服之，服至一月即效。如不願調服，用米飯搗爛，為丸梧子大，每日開水送下二十丸。服時必須戒酒色。

秘訣：

清源全蠍用二兩，山甲亦二土炒黃，

珍珠三錢豆腐煮，瓦松一條陰乾嘗，

每日開水調茶匙，服至一月妙無方。

【又方】茯苓　白芍　白朮各五錢　白芷　槐花　人
參　地榆黃連各三錢　車前子　葛根　三七參各二錢　穿山
甲研沖一錢

水煎，穿山甲、三七末沖服，三劑血減去黃連，再三
劑則癒矣。嚴戒酒色三月可痊。此方妙在以黃連解酒熱之
毒，所謂先清其源也。

蓋上游無病，而下流自安。況諸藥分配得宜，無非去
濕化熱之味，堵塞有方，何患洪水沖決哉？

秘訣：

肉痔苓芍朮五錢，芷槐三錢參榆連，

車葛二錢三七參，一錢山甲沖服安，

三劑去連再三劑，嚴戒酒色乃可痊。

方用**止射丹**亦效：

黃芩　槐花　荊芥各三錢　瓦松一條　生地　當歸各一
兩

水煎服，連服四劑則血乾矣。或此方加十倍研末，煉
蜜為丸，梧子大，每服三錢，徐徐自癒。

秘訣：

又有一名止射丹，芩槐荊芥俱三錢，

瓦松一條地歸兩，連服四劑血自乾。

大腸癰論

人有腹中痛甚，手不可按，而右足屈而不伸者，人以

為腹中火盛而存食也，誰知是大腸生癰乎？夫腹痛而足不能伸者，俱是腸內生癰，而大腸生癰，則足尤不能伸也。惟是大腸生癰，亦自有故，無不成於火，火盛而不散，則鬱結而成癰矣。然火之有餘，實本於水之不足。水衰則火旺，火旺而無制，乃養成其毒而不可解。治之法，必須壯水以制火，則毒消而癰癒矣。方用**清腸飲**：

元參　地榆　麥冬各一兩　金銀花三兩　當歸二兩　甘草三錢　薏苡仁五錢　黃芩二錢

水煎服，一劑而痛少止，二劑而足可伸，再二劑而毒盡消矣。此方純是潤腸之品，又是活血解毒之味，雖瀉火而實滋陰，所以相濟而相成，取效如神耳。倘不益陰以潤腸，而惟攻毒以降火，則大腸先損，又何能勝火毒之凌爍哉？勿怪愈治而愈不效也。

秘訣：

清腸飲藥治腸癰，元參一兩榆麥冬，

銀三歸二草三錢，薏五芩二四劑從。

本症用**兩間湯**亦佳：

玉米　當歸各二兩　槐花　天花粉各三錢　錦地羅一兩　地丁五錢　甘草八錢

水煎服，一劑減，二劑癒。

秘訣：

兩間湯用玉米歸，槐粉三錢一兩錦，

地丁五錢八錢草，二劑神妙去其根。

【又方】人參一兩　當歸二兩　生地　甘草　錦地羅各五錢　地榆　天花粉各三錢　黃芩二錢

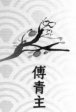

秘訣：

救胃參兩二兩當，生地甘羅五錢裏，

榆粉三錢黃芩二，一劑能食否不詳。

人有大腸生癰，右足不能伸，腹中痛甚，便出膿血，肛門如刀之割，此腸癰已潰爛也。能食者生，不能食者死。因火毒熾盛，而不能飲食者，正可棄之而不救也。然不能食者之中，亦有非因火毒之熾而然也。則又不可因其不能食而棄之也。

凡癰疽之症，均以有胃氣為佳，故治癰疽，以扶胃氣為第一義，而少加敗毒化膿之味，則正氣不傷而火毒易散也。今大腸癰潰，不思飲食，則胃氣已盡絕，大危之症也，若不急補胃而惟治癰，必死之道也。方用**腸癰潰爛湯**：

人參　玉米　白朮　山藥　元參各一兩　甘草三錢
金銀花四兩　山羊血一錢

水煎服，服藥時沖入山羊血，一劑胃氣開，二劑膿少，三劑痛止，四劑痊癒。

此方全在救胃，而敗毒祛膿已在其中矣。妙在金銀花雖是治毒之品，而仍乃滋陰之藥，為瘡家奪命之將軍，乃至仁至勇之師，又得參、朮以助其力，則散毒尤神。山羊血止血消濁，且善通氣，引諸藥直入癰以解散之，乃嚮導之智者也。合而治之，則調和有人，撫綏有人，攻剿有人，安得不奏功如神乎？自然胃氣大開，化精微而輸於大腸也。倘胃氣未傷，服之尤奏功如響，萬勿疑畏而不敢用，枉人性命耳。

秘訣：

腸癰潰爛便膿血，參玉朮藥元兩接，

甘草三錢銀四兩，臨服沖入山羊血。

人有大腸生癰，少腹痛甚，淋漓不止，精神減少，飲食無味，面色萎黃，四肢無力，自汗盜汗，夜不能寐者，人以為火盛生癰也，誰知是水衰不能潤腸乎？夫大腸之所以能傳導者，全賴腎水之灌注也。

今因醉飽房勞，過傷精力，遂至火動水涸，又兼生冷並進，以致氣血乖違，濕動痰生，腸胃痞塞，運化不通，氣血凝滯，結而成癰也。

然則生癰之前，亦本乎腎水之不足，而潰爛之後，又復流其穢水，是因虛而益虛矣。

若作火毒治之，鮮不變為死症！必須大補其腎水，而並補其脾胃之氣，則脾胃化精生水，庶枯涸之腸，一旦得滂沱之潤，自然饜足而重蘇，正不必治癰，而惟補氣，氣血足而肌肉自生矣。方用**加味六味地黃湯**：

山藥　山茱萸各八錢　生地二兩　黃耆一兩　澤瀉一錢

人參　麥冬各一兩　茯苓三錢　丹皮六錢

水煎服，連服數劑，腹痛止而精神健，則癒矣。此方六味以補腎水，加入參、麥、耆以補脾胃之土，土旺而肺氣自旺。肺與大腸相表裡，且又為腎之母，自然子母相需，表裡相應，故奏功如神也。

秘訣：

加味六味山山地，耆澤參麥苓丹皮，

連服四劑腹痛止，精神而健則癒矣。

方用**加味壯水湯**亦治之：

元參　生地各二兩　麥冬　甘菊花　山茱萸各一兩　蒲公英五錢　五味子　貝母各二錢

水煎服，再劑去蒲公英、元參，加茯苓五錢、人參五錢。

秘訣：

加味壯水二元地，麥菊山萸一兩備，

蒲公五錢味貝二，再去萸元苓參配。

小腸癰論

人有腹痛口渴，左足屈而不伸，伸則痛甚，手按其痛處，更不可忍者，人以為腹中生癰也，誰知是小腸癰乎？腸中生癰不同，有大小腸之分，屈右足者大腸生癰，屈左足者小腸生癰也。

今屈而不伸者，既在左足，是癰生於小腸，而非生於大腸矣。惟是大腸之癰易治，小腸之癰難醫，以大腸可瀉而小腸難瀉也。若得其法，又何難哉？

蓋大腸可瀉其火，從糟粕而出；小腸可瀉其火，從溲溺而洩也。方用**瀉毒至神湯**：

劉寄奴　車前子　金銀花　澤瀉各三兩　甘草各三兩茯苓　玉米各一兩　肉桂一分

水煎服，一劑而水如注，二劑而痛頓止，三劑而症如失，不必四劑矣。

此方皆利水之藥，重用金銀花為消毒之品，何以建功之神如此？蓋小腸之毒，必須內消，而內消之藥捨金銀

花，實無他藥可代。以他藥消毒，均能損傷正氣，而小腸之氣斷不可損傷，故必須以金銀花為君藥。

但金銀花不能入於小腸之中，而佐以茯苓、車前、澤瀉、玉米之類，引入小腸，又加肉桂一分，得其氣味，直入膀胱從溲溺而化其毒。

若恐火毒太甚，諸藥不能迅速收功，更加寄奴之速祛，甘草之緩調，剛柔遲速，兼而行之，既無留滯之虞，又無峻烈之害，自然火毒盡從小腸膀胱而出也。

秘訣：

瀉毒至神寄奴三，車銀草澤重如前，

苓玉一兩桂分入，三劑服後患可痊。

此症方用**王公湯**亦效：

王不留行　蒲公英　車前子各一兩　甘草五錢　金銀花三兩

水煎服，一劑效。

秘訣：

王公湯治小腸癰，不留一兩蒲公英，

車前一兩五錢草，銀花三兩一劑從。

人有腹痛呼號不已，其痛卻在左腹，按之痛不可忍，不許人按，人以為食積在大腸也，誰知是小腸之生癰乎？夫腸癰必屈其足，而今不屈足，似非腸癰之病。

然腸癰生於腸內，在大腸者屈右足而不伸，在小腸者屈左足而不伸也。若癰生於腸外者，皆不屈足，痛在左則小腸生癰，痛在右則大腸生癰也。

至於食積燥糞之痛，時而痛，時而不痛，不若生癰之

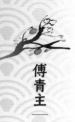

痛，有定而不移，常痛而無止息也。

大小腸生癰於腸內，尚可破潰，而大小腸生癰於腸外，斷不可使之潰爛者，以腸外無可出之路，皆必死之症也。而小腸更甚，必須急治，以利水解毒為妙，否則變生不測矣。方用利水解毒內消丹；亦可用王公湯，再加金銀花三兩可矣。

金銀花四兩　車前子五錢　薏苡仁　茯苓各一兩　當歸二兩　甘草三錢

水煎服，一劑而痛大減，二劑而痛又減，三劑而痛全止，四劑而痊癒矣。此方即前方（瀉毒至神湯）之變方也。但前方於利水之中而行其敗毒之法，此方則於利水之中而佐以補血敗毒之味也。

蓋癰破尤宜利水，利水則毒隨之而出，易於滌除。如癰未破，而不補血，徒事利水，利水則水洩血虛，毒亦難於消化。同中之異，不可不知也。然此症須急早治之，否則癰雖癒而瘀血流於腸外，必有終身腹痛之患矣。

秘訣：

利水解毒內消丹，銀花四兩車五錢，

薏仁苓兩歸二兩，甘草三錢一同煎。

人有腹痛驟甚，小便流血，左足不能伸者，人以為小腸生癰也，誰知是小腸之火太盛乎？夫小腸生癰，必屈左足，今左足不伸，明是生癰之證，而余獨謂是火盛者何也？蓋生癰必有其徵，豈有一旦驟生而流血者乎？癰久而膿生，膿欲盡而血出，豈有不潰不爛而先出血者乎？然左足之屈，則又何也？蓋小腸與大腸不同，小腸細而大腸

寬，寬者可以容邪，而細則難以容邪，此必然之理也。小腸受火煎熬，則腸中逼迫，不能舒暢，而左足應之，故暫屈而不能伸，不若生癰者長屈而不能伸也。萬不可因足之不伸，即信是癰，而妄用解毒之藥，其害大矣！

然火毒與癰，從何而辨之？初病之時，辨其小便之有血無血耳。如初痛而足不伸，小便無血，乃是生癰。初痛而足不伸，小便有血，乃是火痛，斷不差也。

治之法，洩其火邪不必化毒，則痛自止而足自伸矣。方用**加味小柴胡湯**治之：

　　柴胡二錢　黃芩三錢　人參　茯苓各五錢　半夏　甘草各一錢　生薑三片　大棗二枚

水煎服，一劑而足伸，二劑而血止，腸亦不痛矣。小柴胡湯非治小腸癰之藥也，何以用之而效驗之捷如此？蓋小腸之火盛者，起於肝木之鬱也，木鬱則火生，不敢犯心而犯小腸耳。

夫火性炎上，今不上炎而反致下熾，拂其火之性矣，此小腸所以受害而作痛也。至於血流於小便中者，又是何故？蓋小腸之血，為火所逼，恐火爍血乾，故越出於小腸之外，直走膀胱，反使水道不行而流血也。小柴胡湯既舒其肝膽之氣，則上炎之火氣，其性即順而不逆也，又得茯苓以分消其水氣，則水順流而不橫，其血歸經而不逆，自然氣舒血和而消毒矣，此方之所以奇耳。

　秘訣：

　加味小柴治腸毒，黃芩三錢參苓五，
　夏草一錢加薑棗，二劑血止腸癰主。

此症用**車苓連甘湯**亦效：

車前子五錢　　茯苓一兩　　黃連　　甘草各三錢

水煎服。

秘訣：

又有車苓連甘湯，車前五錢苓兩襄，

甘連三錢同煎服，止血通和此方良。

傅氏兒科

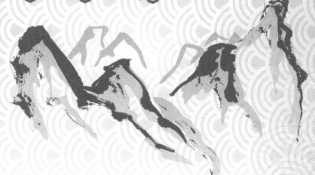

小兒科

色

小兒鼻之上，眼之中色紅者，心熱也；紅筋橫直，現於山根，皆心熱也；色紫者，心熱之甚而肺亦熱也；色青者，肝有風也；青筋橫直現者，肝熱也；直者，風上行；橫者，風下行也；色黑者，風甚而腎中有寒也；色白者，肺中有痰；黃者，脾胃虛而作瀉。一觀其色而疾可知矣。

脈

大人看脈於寸、關、尺，小兒不然，但看其數不數而已。數甚則熱，不數則寒也；數之中浮者，風也；沉者，寒也；緩者，濕也；澀者，邪也；滑者，痰也；有止歇者，痛也；如此而已，余不必過談也。

三　關

小兒虎口，風、氣、命三關，紫屬熱，紅屬寒，青屬驚風，白屬疳。風關輕，氣為重，若至命關則難治矣。

不食乳

小兒不食乳，心熱也。蔥煎乳汁，令小兒服之亦妙，不若用黃連三分，煎湯一分，灌數次即食矣。神效。

臍不乾

用車前子炒焦為細末，敷之即乾。

山　根

山根之上，有青筋直觀者，乃肝熱也。

【方用】柴胡　半夏各三分　白芍　茯苓各一錢　當歸

白朮各五分　山楂三個　甘草一分　水煎服。

有青筋橫現者，亦肝熱也。

【方用】茯苓一錢　山楂三個　甘草一分　水煎服。

有紅筋直現者，心熱也，亦用前方加黃連一分，麥冬五分，去半夏加桑白皮、天花粉各二分，水煎服。

有紅筋斜現者，亦心熱也，亦用前方加黃連二分。熱積於胸中，不可用半夏，用桑白皮、花粉可也。

有黃筋現於山根者，不論橫直，總是脾胃之證，或吐或瀉，腹痛，或不思食。

【方用】白朮　茯苓各五分　陳皮　人參　麥芽各二分　神麴　甘草各一分　淡竹葉七分　水煎服。

有痰加半夏一分，白芥子二分；如口渴有熱者，加麥冬三分，黃芩一分；有寒加乾薑一分；吐加白蔻一粒；瀉加豬苓五分。腹痛，按之大叫者，食也，加大黃三分，枳實一分；按之不呼號者，寒也；加乾薑三分。如身發熱者，不可用此方。

發　熱

不拘早晚發熱者，俱用**萬全湯**，神效。

柴胡　白朮　黃芩　神麴各三分　白芍　麥冬各一錢　當歸五分　茯苓二錢　甘草　蘇葉各一錢　山楂三個　水煎服。

冬加麻黃一分，夏加石膏三分，春加青蒿三分，秋加桔梗三分，有食加枳殼三分，有痰加白芥子三分，吐加白蔻一粒，瀉加豬苓一錢。小兒諸證，不過如此，不可作驚風治之。如果有驚風加人參五分，其效如神。

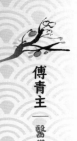

凡潮熱、積熱、瘧，乃脾積寒熱，俱用薑、梨引。柴胡、人參、黃芩、前胡、秦艽、甘草、青蒿各一分，童便浸曬乾生地一寸，薄荷二葉或生梨、生藕一片，水煎服，甚效。

感冒風寒

【方用】柴胡五分　白朮　白芍各一錢　茯苓　半夏各三分　陳皮二分　炙甘草四分　當歸八分　水煎熱服。

驚　風

世人動曰驚風，誰知小兒驚則有之，而風則無。小兒純陽之體，不當有風而狀有風者，蓋小兒陽旺內熱，內熱則生風，是非外來之風乃內出之風也。內風作外風治，是速之死也。方用**清火散風湯**：

白朮　梔子各三錢　茯苓二錢　陳皮　甘草　半夏各一分　白芍一錢　柴胡五分　水煎服。

此方健脾平肝之聖藥，肝平則火散，脾健則風止，斷不可以風藥表散之也。

凡驚風皆由於氣虛。方用**壓風湯**：

人參　白朮　神麴各五分　甘草　半夏　丹砂各三分　茯神一錢　砂仁一粒　陳皮一分　水煎服。

治慢驚風加黃蓍。

痢　疾

【方用】當歸　白芍各一錢　黃連二分　枳殼　檳榔各五分　甘草三分　水煎溫服。

紅痢倍黃連、白痢加澤瀉三分，腹痛倍甘草加白芍，小便赤加木通三分，下如豆汁加白朮一錢，傷食加山楂、

麥芽各三分，氣虛加人參三分。

洩　瀉

身熱如火，口渴舌燥，喜冷飲而不喜熱湯。方用**瀉火止瀉湯**：

車前子二錢　茯苓　白芍　麥芽各一錢　黃連　豬苓各三分　澤瀉五分　枳殼二分　水煎服。

寒　瀉

此症必腹痛而喜手按摩，口不渴而舌滑，喜熱飲而不喜冷水也。方用**散寒止瀉湯**：

人參　白朮各一錢　茯苓二錢　肉桂　乾薑各二分　甘草一分　砂仁一粒　神麴五分　水煎服。

吐

此症雖胃氣之弱，亦脾氣之虛。小兒恣意飽食，不能消化，久之上沖於胃口而吐也。方用**止吐速效湯**：

人參、白朮各一錢，砂仁一粒，茯苓二錢，陳皮二分，半夏、乾薑各一分，麥芽五分，山楂三個，水煎服。

咳　嗽

蘇葉五分　桔梗　甘草各一錢　水煎熱服。有痰加白芥子五分便是。

疳　證

此證熱而因乎心熱也，遂至口中流涎。若不平其心火，則脾火更旺，濕熱上蒸而口涎不能止。

蘆薈　桑白皮各一錢　半夏　黃連　薄荷各三分　茯苓二錢　甘草一分　水煎服。

此心脾兩清之聖藥也，引火下行而疳自去矣。

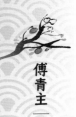

口疳流水口爛神方

黃柏二錢　人參一錢　共為細末，敷口內，一日三次即癒。

此方用黃柏去火，人參健脾，大人用之亦效。

疳證瀉痢眼障神效方

石決明（醋煅）一兩　蘆薈　川芎　白蒺藜　胡黃連　五靈脂　細辛　穀精草各五錢　甘草三錢　菊花四錢

豬苓去筋，搗爛為丸如米大，每服二十五丸，不拘時，米湯下。

瘧　疾

柴胡六分　白朮　茯苓　歸身各一錢　白芍錢半　半夏　青皮　厚朴各五分　水煎成，露一宿，再溫與服。

熱多者，加人參、黃耆各五分；寒多者，加乾薑三分；痰多者，加白芥子一錢；夜熱加何首烏、熟地各二錢，日發者不用加；腹痛加檳榔三分。

便　蟲

【方用】榧子（去殼）五個　甘草三分　米飯為丸。服二次，則蟲化為水矣。

積　蟲

使君子十個，去殼，炒，檳榔、甘草各一錢，榧子十個，去殼，米飯為丸，如桐子大，每服十丸。

二日蟲出，五日痊癒。

痘證回毒或疔腫方

銀花五錢，甘草　元參各一錢　人參二錢　水煎服。

痘瘡壞症已黑

痘瘡壞症已黑者，人將棄之，藥下喉即活。

人參三錢　陳皮　荊芥各一錢　蟬蛻五分　元參　當歸
各二錢　水煎服。

此乃元氣虛而火不能發也，故用人參以補元氣；元參
去浮游之火；陳皮去痰開胃，則參無礙而相得益彰；荊芥
以發之，又能引火歸經，當歸生新去舊，消瘀血；蟬蛻解
毒除風。世人何知此妙法！初起時不可服，必壞證乃可
服。

急慢風三、六、九日一切風

急、慢風，三、六、九日一切風俱治。

陳膽星　雄黃　硃砂　人參　茯苓　天竺黃　鈎藤
牛黃　川鬱金　柴胡　青皮　甘草　共為細末，煎膏為丸
如豌豆大，真金一張為衣，陰乾勿洩氣，薄荷湯磨服。

治火丹神方

絲瓜子一兩　柴胡　升麻各一錢　當歸五錢　元參一兩
水煎服。

此方詳火證門，小兒用之亦效，故又出之。

【又方】升麻　青蒿　黃蓍各三錢　元參一兩　乾葛三
兩水煎服。

此二方妙在用青蒿，肝胃之火俱平，又佐以群藥重
劑，而火安有不減者乎？

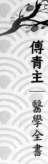

傳青主－醫學全書－

傅氏雜方

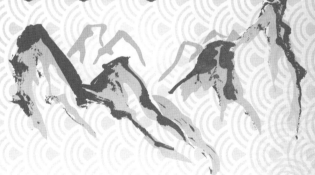

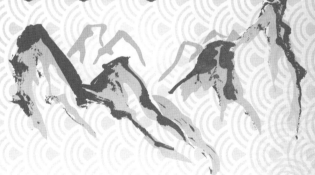

傅青主 醫學全書

小兒雜方

小兒吐乳方

白荳蔻　砂仁各七粒　生甘草　炙甘草各二錢　共研細末，頻擦口中，任其嚥下，奇效。

臍汁不乾方

治臍汁不乾方：用車前子炒焦為細末，敷之即乾。

小兒肚臍突出方

小兒肚臍突出半寸許，此氣旺不收也，若不急按之，往往變為弓角反張。

【方用】茯苓　車前子各一錢　甘草　陳皮　通草各三分（無通草用燈心一撮）煎湯飲之，一劑即癒，神方也。

治寸白蟲方

百部根五錢　檳榔五錢　水煎（服），一劑蟲全下。

又方

飛羅白麵製半夏　生白礬各三錢　共為細末，水滴成丸，分三日服，開水服，蟲化為水。大人照方十倍合服。

胎毒方

小兒洗胎毒方

荊芥　蒲公英　甘草各五錢　槐條二十寸　蔥鬚一撮花椒三錢　艾葉一撮　水一沙鍋煎洗

胎毒肥瘡方

花椒三錢　白芷　黃柏　鉛粉各二錢　枯礬三錢　共為細末，麻油凋敷，甚效。

口瘡方

小兒紅白口瘡外治方

蕊仁五分（去油）　硃砂五分　冰片一分　共為末，熟棗二枚（去核），和一處，攤烏青布上，貼腳心處。

又方

烏梅子一錢　冰片少許，共研細末，吹之，速效。

又方

人中白（煅）　研細末，吹之，神效。

夜啼方

小兒夜啼不止，狀如鬼祟方

蟬脫（四個為末）　硃砂（水飛）二分　薄荷四分（水）煎，酒數滴調服，立止。

又方

烏梅子焙研，唾津和立餅，填臍內，立止，甚效。

尿血方

週歲小兒尿血方

大甘草（一兩二錢）　水（煎二碗）服完即癒。

寒積食積方

治腹痛寒積食積方

生薑一兩　柿蒂七個　砂仁五粒　山楂五錢　乾蘿蔔一撮　紅糖一曲　大棗二枚　水煎服，分兩次服。

陽證吐血方

凡人吐血，人以為火也。用涼藥以瀉火，乃火逾退而血愈多；或用止血之品仍不效，此乃血不歸經也，當用補血之藥，而佐以歸經之味，不必止〔血〕而自止矣。

【方用】人參五錢　當歸一兩　荊芥（炒黑）三錢　丹皮（炒黑）二錢　水煎服。

一劑而血無不止者。此方妙在不專補血，而反去補氣以補血；尤妙在不去止血，而去行血以止血。蓋血逢寒則凝結而不行，逢散即歸經而不逆，救死於呼吸之際，實大有奇功。

氣喘方

腎火之逆，扶肝氣而上衝之喘也，病甚有吐紅粉痰者，此腎火炎上以燒肺金，肺熱不能克肝，而龍雷之火升騰矣。龍雷火，相火也。

【方用】地骨皮　沙參各一兩　麥冬　白芍各五錢　桔梗五分　白芥子二錢　丹皮三錢　甘草三分　水煎服。

此方妙在地骨皮清骨髓中之火，沙參、丹皮以養陰，白芍平肝，麥冬清肺，甘草、桔梗引入肺經，則痰喘除，而氣喘可定矣。

貞元飲

治喘而脈微濇者。

熟地三兩　當歸七錢　甘草一錢　水煎服。

婦人多有此症。

久嗽方

秋傷於濕，若用烏梅、罌粟殼，斷乎不效。

【方用】陳皮　當歸　白朮　枳殼　桔梗　甘草各等分　水煎服。

三劑帖然矣。冬嗽皆秋傷於濕也，豈可拘於受寒乎?

腎水成痰引火下降方

腎中之水，有火則安，無火則泛。倘人過於入房，則水去而火亦去，久之則水虛而火亦虛；水無可藏之地，則必泛上而為痰矣。

治法，欲抑水之下降，必先使火之下溫，當於補氣之中，又用大熱之藥，使水足以制火，而火足以暖水，則水火有既濟之美也。

【方用】熟地三兩　山茱萸一兩　肉桂二錢　北五味一錢五分　牛膝三錢　水煎服。

一劑而痰下行，二劑而痰無不消矣。

凡人久有痰病不癒，用豬肺一個，蘿蔔子五錢，研碎，白芥子一兩，五味調和，飯鍋蒸熟、飯過頓服一個即癒。此乃治上焦之痰，湯藥不癒者，最神效。

勞病證

勞病既成，最難治者。蓋必有蟲生之，以食人之氣血也。若徒補其氣血，而不入殺蟲之品，則飲食入胃，只蔭

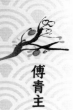

蟲而不生氣血矣。但只殺蟲而不補氣血，則五臟盡傷，又何有生理哉？惟於大補之中，加入殺蟲之品，則元氣既全，真陽未散，蟲死而身安矣。

【方用】人參三兩　熟地　地栗粉各八兩　鱉甲一斤（醋炙）　神麴五兩　麥冬一兩　桑葉八兩　白薇三兩　山藥一斤　何首烏八兩

上共為末，將山藥末打成糊，和為丸。每日滾白水送下五錢，半年而蟲從大便出。

血治法

血不歸經，或上或下，或四肢毛竅，各處出血。循行經絡，外行於皮毛，中行於臟腑，內行於筋骨，上行於頭目兩手，下行於二便一臍，是周身無非血路。一不歸經，斯則各處妄行，有孔即鑽，有洞則泄，甚則嘔吐，或見於皮毛，或出於齒縫，或滲於臍腹，或露於二便。宜順其性而引之，以歸經已耳。

【方用】當歸　白芍　麥冬各三錢　熟地　生地各五錢　茜草根　川芎　荊芥　甘草各一錢　水煎服。

此方即四物湯加減，妙在用茜草根，引血歸經。服一二劑後，用六味地黃湯，補腎以滋肝木；肝得養，則血有可藏之經，而不外瀉矣。

肺脾雙治湯

如人咳嗽不已、吐瀉不已，此肺脾之傷。人以為：咳嗽宜治肺，吐瀉宜治脾。殊不知，咳嗽由於脾氣之衰，斡旋之令不行，則上為咳嗽矣；吐瀉由於肺氣之弱，清肅之令不行，始上吐而下瀉。

【方用】人參一錢　麥冬　茯苓各二錢　柴胡　車前子各一錢　神麴五分　薏苡仁一錢　甘草五分　水煎服。

此治肺治脾之藥，合而用之，咳嗽之病、吐瀉之症各愈，所謂一方而兩用之也。

腎肝同補湯

腎水不能滋肝木，則肝木抑鬱而不舒，必有兩脅飽悶之症。肝木不能生腎中之火，則腎水日寒·必有腰背難於俯仰之症。肝腎必須同補。

【方用】熟地一兩　山茱萸　白芍　當歸各五錢　柴胡二錢　肉桂一錢　水煎服。

此方熟地、山茱萸補腎之藥，而當歸、白芍、柴胡、肉桂補肝之品。既去云平肝補腎，似乎用藥不該有輕重，今補肝之品多於補腎者何也？蓋腎為肝之母，肝又為命門之母也豈有肝木旺而不生命門之火者哉？

心腎同源湯

腎，水臟也，心，火臟也。是心腎二經為仇敵矣，似不宜牽連而一合治之。不知心腎相剋而實相須：無心之火則成死灰，無腎之水則成冰炭；心必得腎水以滋養，腎必得心火而溫暖，如人驚惕不安，夢遺精洩，豈非心腎不交乎?人以驚惕不安為心之病，我以為腎之病；人以夢遺精洩為腎之病，我以為心之病；非顛倒也，實有至理焉矣。

【方用】熟地五兩　山茱萸二兩　山藥三錢　白朮五兩　人參三兩　芡實五錢　茯神三兩　石菖蒲一兩　炒棗仁三兩　遠志一兩　五味子一兩　麥冬三兩　柏子仁三兩

蜜丸每早晚溫水送下五錢。

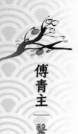

此方之妙，治，腎之藥少於治心之味，蓋心君寧靜，腎氣自安，何至心動，此治腎正所以治心，治心即所以治腎也，所謂心腎相依。

氣血雙補方

飲食不進，形容枯槁，補其氣而血益燥，補其血而氣益餒；助胃氣而盜汗難止，補血脈而胸膈阻滯。法當氣血同治。

【方用】熟地三錢　人參　白朮各一錢　當歸二錢　川芎一錢　白芍三錢　茯苓二錢　麥冬五錢　穀芽一錢　甘草八分　陳皮五分　神麴五分　水煎服。

此方氣血雙補，與八珍湯同功，而勝於八珍湯也，妙在補中有調和之法耳。

扶正散邪湯

此專治正氣虛而邪氣入之者，如頭疼發熱；凡脈右寸口大於左寸口者，急以此方投之，效。

【方用】人參一錢　白朮　茯苓各二錢　半夏一錢　柴胡三錢　甘草一錢　水煎服。

內傷猝倒方

凡人猝然昏倒，迷而不悟，喉中有痰，人以為風也，誰知是氣虛乎？若作風治，未有不死者。蓋因平日不慎女色，精虧以致氣虛；又加起居不慎，而有似乎風之吹倒者。

【方宜用】人參　黃蓍　白朮各一兩　茯苓五錢　白芥子三錢　菖蒲二錢　附子一錢　半夏二錢　水煎服。

此方補氣而不治風，消痰而不耗氣；一劑神定，二劑

痰清，三劑可痊癒。

便血矣而又尿血方

血分前後：便出於後陰，尿出於前陰——最難調治。然總之出血於下也。

【方用】生地黃一兩　地榆五錢　水煎服。二症自癒。

蓋大、小便各有經路，而其源同，因膀胱之熱而來也。生地、地榆俱能清膀胱之熱，一方而兩用之，於分之中有合也。

中氣矣而又中痰方

中氣、中痰，雖若中之異，而實皆中於氣之虛也。氣虛自然多痰，痰多必然耗氣，雖分而實合耳。

【方用】人參一兩　半夏　南星　茯苓各三錢　附子一錢　甘草一錢　水煎服。

蓋人參原是氣分之神劑，而亦消痰之妙藥；半夏、南星雖是逐痰之神品，而亦可扶氣之正藥；附子、甘草，一仁一勇，相濟而成。

瘧疾方用遇仙丹

生大黃六兩　檳榔三兩　三棱二兩　莪朮　黑丑　白丑各三兩　木香二兩　甘草一兩　共為細末，水丸，櫻桃大。

如遇發日，清晨溫水化下三四丸。藥行後以溫米飯補之。忌腥冷、蕎麵等物。孕婦勿服。

治痢疾腹不痛方

凡痢腹不痛者，寒也。

【方用】白芍　當歸各三錢　蘿蔔子　枳殼　檳榔

甘草各一錢　水煎服。

前方治壯實之人，火邪挾濕乃爾也，此方治寒痢腹不痛者。更有內傷勞倦與中氣虛寒之人，脾不攝血而成血痢，當用理中湯加木香、肉桂。或用補中益氣湯加熟地、炒黑乾薑，治之而癒也。

風、寒、濕合病治方

風、寒、濕三氣，合而成疾，客於皮膚肌肉之間，或疼或麻木。

牛皮膠二兩　天南星（研）五錢　生薑汁共熬膏，攤貼。後用熱鞋底子熨之。

再用羌活、乳香、沒藥末，更妙。

腹痛方

治冷氣心腹疼痛，此方名火龍丹。

【方用】硫黃一兩（醋製）　胡椒一錢　白礬四錢　醋打蕎麵為丸，桐子大，每日服二十五丸，米湯送下。

大滿方

此邪在上焦壅塞而不得散也。

【方用】枳殼　梔子各三錢　瓜蔞（搗碎）一個　陳皮天花粉各三錢　厚朴錢五分　半夏　甘草各一錢　水煎服。

此方之妙，全在瓜蔞能祛胸膈之食，而消上焦之痰；況又佐以枳殼、花粉，同是消中之聖藥；又有厚朴、半夏，以消胃口之痰；尤妙在甘草，使群藥留中而不速下，則邪氣不能久存，自然散矣。

舒筋方

人一身筋脈，不可有病，病則筋縮而身痛，脈澀而身

重矣。然筋之舒，在於血和；而脈之平，在於氣足。故治筋必須治血，而治脈必須補氣。人若筋急攣縮，傴僂而不能立，俯仰而不能直者，皆筋病也。

【方用】當歸一兩　白芍　薏苡仁　生地　元參各五錢　柴胡一錢　水煎服。

此方奇在用柴胡一味，入於補血藥中，蓋血虧則筋病，用補藥以治筋宜矣。何以又用柴胡以散之，不知肝為筋之主，筋乃肝之餘，肝氣不順，筋白縮急，今用柴胡以舒散之，鬱氣既除，而又濟之大劑補血之品，則筋自得其養矣。

斂汗方

出汗過，恐其亡陽，不可不用藥以斂之也。

【方用】人參　黃蓍　當歸各一兩　北五味一錢　桑葉五片　棗仁一錢　麥冬三錢　水煎服。

又方

手汗洗法用：

黃蓍　乾葛各一兩　荊芥二錢　防風三錢　水煎一盆，熱薰而溫洗三次，即無汗。

黃水瘡方

雄黃　防風各五錢　煎湯洗之即癒。

初飲砒毒方

用生甘草三兩，加羊血半碗，和勻飲之，立吐而癒，若飲之不吐，速用：

大黃二兩　甘草五錢　白礬一兩　當歸二兩　水煎湯數碗飲之，立時大瀉即生。

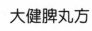
大健脾丸方

焦白朮二兩　人參（乳灸）一兩　扁豆（炒）一兩　蓮子（去心）一兩半　雲苓一兩半　山藥（炒）一兩　芡實（炒）二兩半　陳皮二兩　神麴（炒）二兩　山楂二兩　薏苡仁（炒）三兩　麥芽（炒）一兩半　黃連（酒炒）二兩半　澤瀉三錢半　藿香　桔梗　炙甘草各五錢　白蔻三錢半

煉蜜為丸，米湯飲下。

瘡毒

如神湯：

銀花　當歸　蒲公英各一兩　荊芥　連翹各一錢　甘草二錢　水煎服。

治頭面上瘡

銀花二兩　當歸一兩　川芎五錢　桔梗　蒲公英各三錢　黃芩一錢　甘草五錢　水煎服。

二劑全消，治頭面上瘡，不可用升提之藥，最宜用降火之藥，切記之。

治身上手足之瘡疽

銀花三錢　當歸一兩　蒲公英三錢　天花粉五錢　甘草　牛蒡子各二錢　芙蓉葉七片（如無葉用根二錢）

水煎服。

統治諸瘡

天花粉　生甘草　金銀花　蒲公英　水煎服。

二劑痊癒。此方消毒，大有奇功，諸癰諸疽，不論部位，皆可統治之也。

治疥方

大楓子三錢　核桃仁二錢　人言一錢　水銀一錢

研末為六丸，晚間於心窩上用一丸，以手旋轉之，一夜一丸，病輕者用三四丸即癒，重者或再配一料可癒。

產後治法

以補氣血為主。

【方用】人參三錢　當歸一兩　川芎五錢　益母草一錢
荊芥（炒黑）一錢　水煎服。

有風加柴胡五分；有寒加肉桂五分；血不淨加山楂十粒；血暈加炮薑五分；衄血加麥冬二錢；夜熱加地骨皮五分；有食加穀芽、山楂；有痰少加白芥子。餘則不必胡加。

橫生倒養

氣血之虧也，氣血既虧，子亦無力，不能轉身而出，遂先出手足，必以針刺之，疼而縮入，急用：

人參一兩　當歸三兩　川芎二兩　紅花三錢　煎湯灌之。

治婦人下

豬懸蹄丸：

蛇床子（微炒）一兩　豬懸蹄（炒）一個　皂礬　枯礬各五錢　燒砂（炒）三錢　南烏神一兩　樺皮二錢　食鹽（炒）一錢

棗泥為丸，核桃大，雄黃為衣，甘草米泔水洗淨人藥，三日內，服龍膽瀉肝湯，忌食胡椒、蕎麵、魚、北瓜、房事百日。

又補錄定胎方

歸身　陳皮　川芎　白芍　熟地　香附　吳茱萸（炮去黑水去蒂梗酒炒）各二分　茯苓八分　丹皮七分

經行過期色淡者，加官桂、炮薑、艾葉醋炒五分，薑一片，水一碗，煎八分，空心服，渣再煎臨臥服。經行時服起，連用四劑。

滑胎煎

胎氣臨月，宜常服數劑，以便易生。

當歸三五錢　川芎五七錢　杜仲二錢　熟地三錢　枳殼七分　山藥二錢　水二樽　煎八九份，食遠溫服。

如氣體虛弱者，加人參、白朮隨宜用之，便實多滯者，加牛膝三分。

大資生丸方

老人用：

人參五錢　茯苓二兩　白朮三兩　山藥（炒）一兩　薏苡仁一兩五錢　建蓮二錢（去心）　芡實一兩五錢　麥芽（炒）一兩　神麴（炒）八錢　白芥子（炒）八錢　陳皮一兩　白蔻八錢　扁豆一兩五錢　炮薑八錢　當歸（酒炒）一兩　棗仁（炒）一兩五錢　遠志七錢　炙甘草（酒洗）八分

共為細末，煉蜜為丸，如彈子大，每服三丸。或以逍遙散，或以歸脾湯送下亦可。

健脾丸

白朮（土炒）二兩五錢　蓮子（去心）二兩五錢　山藥（炒）二兩五錢　山楂二兩五錢　芡實一兩　茯苓一兩

以上六味，俱飯上蒸曬兩次，加神麴五錢，白芍五

錢，白色大米蟲五錢，陳皮二錢，澤瀉二錢。

如瘦極成疳，加蘆薈三錢，杜仲二錢。如洩瀉，加肉果煨三錢。如內熱、口乾、大便結，加黃連二錢薑炒；潮熱，加柴胡三錢；骨蒸加地骨皮五錢；有蟲加使君子三錢；肚腹脹大、大便閉塞、腸鳴作聲加檳榔五分、木香一錢，煉蜜為丸，如彈子大，空心米飲送下二三錢，宜常服。

治脾洩方

上黨參（去蘆）四錢　焦白朮二錢　雲苓塊二錢　炒白扁豆二錢　炒薏苡仁三錢　炒穀芽三錢　炒甘草六分　砂仁五分　陳皮八分　加建蓮肉（去心炒）七個　水煎服。

又治脾洩丸（散）方

於白朮米泔浸透切片，米湯拌，蒸曬五次　陳土（炒焦）四兩　雲苓塊米湯拌蒸曬，三兩　白扁豆（炒去皮）　薏苡仁（炒）各四兩　穀芽（炒）三兩　陳皮（湯米拌炒）一兩　甘草（炒）一兩　砂仁（略炒）七錢　建蓮肉（去心炒）

共為細末，每早服四錢，米湯或開水下，每一錢，加人參末半分和勻。如不用參，則原方加上黨參，去蘆切片焙，四兩。

治肝氣方

當歸二錢　白芍（酒炒）一錢二分　焦白朮錢五分　雲苓塊錢五分　柴胡（醋炒）八分　生甘草五分　丹皮一錢　黑山梔一錢　炮薑三分　水煎服。

大滋陰補水丸方

懷大熟地（烘燥）六兩　山藥三兩（炒）　北沙參　抱

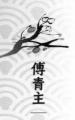

木茯神（去木人乳拌蒸曬）　棗仁（炒）　沙苑蒺藜（揀淨炒）各三兩　大麥冬（去心焙）二兩　蓮鬚二兩　阿膠（蛤粉炒）三兩　牡蠣（煅）四兩　丹參（炒）二兩　敗龜板（炙）四兩　菟絲子（淘淨酒煮爛搗餅乾）二兩　遠志肉（去心）一兩二錢　桂圓肉（烘炒）一百二十個　甘草（煎湯泡炒）六錢

右共為末，煉熟蜜為丸，梧子大。

又方

魚鰾（煎碎蛤粉炒）一兩　沙苑蒺藜（酒洗炒）　全當歸（酒洗）各四兩　牛膝（酒洗）三兩　枸杞子（揀淨）三兩　蜜為丸黃酒送下

神仙附益丸

婦人常服卻病方：

香附一斤童便浸透，水洗淨，露一宿，曬乾，再如此三次用，益母草十二兩洗烘為末。再用香附四兩，艾葉一兩，煮汁，加醋大半，共為末，糊丸梧子大，每日百丸，空心下。

此方能治婦人百病，生育之功如神。胎前產後俱服，神妙無比。藥雖不貴，而功效倍常，仙方也。

尿方

為風、寒、濕氣傷者，用此方：

小茴香二兩，用好酒一大碗，豬尿泡一個，將茴香微炒真酒裝入泡內，將口控好，沙鍋內用水上火煮，以酒盡為度，取出曬乾研末，每服二錢，紅糖水沖服。

又方

因人事過多傷者，用此方：

川大黃（研末）三錢，用雞子一個，包入泥內，上火燒之，以熟為度，去皮黃，研末，將川大黃末與雞白共為一處和丸，梧子大，每服三錢，真酒送下，連造三次，服完可痊癒矣。

又方

川大黃　牡蠣　芡實各三錢

共為細末，用雞清和丸梧子大，每服三錢，開水送下，分三日用，服完即癒。

又用八味丸原方，加白果仁七個，三五服即癒。

木耳丸

治腰腿痛：

萵苣子（白色）　枸杞子各四兩　白木耳半斤　煉蜜為丸

治乳疼方

生半夏一個研末　蔥白一寸

搗為泥，用絹包之，左乳疼，塞入右鼻孔，右乳疼，塞入左鼻孔內。

傷風腿疼方

蒜瓣　荊芥　防風　紅花　地骨皮　川烏　草烏　乳香　沒藥各三錢　透骨草錢半

煎湯洗畢，火乾，覆被見汗即癒。如未效，再洗二三次。

治腿上濕瘡方

榆條　椿條　柳條　桑條　槐條各一兩　荊芥　當歸　蔥胡蒜瓣　川椒各一撮

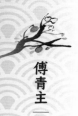

水十碗，煎五碗洗，洗後敷以**銀杏散**：

銀珠一兩　杏仁五錢　京粉五錢　研細末

治心口痛方

大棗一個去皮核　胡椒七個

共搗爛和勻，湯送下即癒。

又方

一個烏梅兩個棗，七個杏仁一處搗，男酒女醋送下去，不害心疼直到老。

人馬平安散

明雄黃　硃砂各一錢　冰片一分二釐　麝香一分五釐

共為細末，瓷瓶收貯。

治男女大小，心口脹悶，水瀉痢疾，心腹疼痛等症。用骨簪，男先點左眼，女先點右眼，點之即癒。兼治牛馬豬羊等畜。

治夏日中暑氣紅白痢疾方

焦山楂五錢　紅糖五錢　白糖五錢　蘿蔔一個　藿香錢五分

若白痢用紅糖一兩　若紅痢用白糖一兩　水煎服。

後附其他經驗神方：

五子衍宗丸

男服此藥，添精補髓，疏利腎氣，不問下焦虛實寒熱，服之自能和平，舊稱古今第一種子方。有能世世服此藥，子孫繁衍。

甘州枸杞子八兩　菟絲子（酒蒸搗餅）八兩　遼五味子（研碎）二兩　車前子（搗淨）二兩　覆盆子四兩（酒洗去目）

上各藥俱擇地道精新者，焙曬乾，共為細末，煉蜜丸梧子大，每空心服九十丸，上床時五十丸，白沸湯或鹽湯送下；冬月用溫服（酒）送下。修合春取丙丁已午，夏取戊己辰戌，秋取壬癸亥子，冬取甲乙寅卯，忌尼師鰥寡之人見之，及雞犬畜見之。

百子附歸丸

女服此藥，調經養血，安胎順氣。不問胎前產後、經事參差、有餘不足諸證，悉皆治之，殊益胎嗣。此太僕吏鮑璧，台州人，其妻年三十不生育，忽經事不至者十月，腹鼓大無病，皆謂妊娠，一日忽產惡物盈桶，視之皆敗痰積血。後復此丸，不期年生一子。張云，彼嘗以此二方與人，服無不應者。

真阿膠蛤粉炒成珠 蘄艾葉去筋梗醋蒸乾 當歸擇肥酒洗 川芎去蘆 熟地黃去腦取沉水者要懷慶佳者 香附赤心者去毛 白芍藥肥長者以上各二兩 杵成米，水醋各淹一宿，曬焙乾十二兩

上為細末，用大陳石榴一枚，連皮搗碎，東流水三升，熬去滓，麵糊為丸，梧子大，每服百九，空心陳醋點湯下。

洗眼仙方

防風五分 硼砂一釐 膽礬二釐半 同煎水洗之立癒。

明目補腎方

小紅棗十二枚（冷水洗淨，去核）甘枸杞子三錢 馬料豆四錢 水二碗，煎一碗，早晨空心連湯共食之。

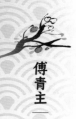

洗眼奇方

方出道藏，不論瞖目、犯土、雲霧、風眼、火眼、昏花，久洗自明，用：

皮硝六錢　桑白皮一兩　水煎

每遇日期，熱洗數十次。正月初五、二月初二、三月初三、四月初九、五月初五、六月初四、七月初三、八月初十、九月十二、十月十二、十一月初四、十二月初四。

以上吉星日子，乃通光明也。其方千金不易，屢用屢驗。

吐血救急方

吐血不止，用青柏葉一把，乾薑三片，阿膠一挺炙。共三味，以水二碗，煎一碗服。

又，就用吐出血塊，炒黑為末，每服三分，以麥冬湯調服。

又，以古金墨磨汁，同蘿蔔汁，飲之。

痰帶血絲，童便、竹瀝止之。

又，茜根末二三錢，童便煎服。吐血不止，藕汁加童便良。

又，大蘇葉根，搗汁溫服。

鼻血欲死，亂髮燒灰，水服，方寸匕，吹之。

又，刀刮指甲末，吹之，即止。

一人少患血證，用露漿方

中秋前後，用無五橘子，新青布一二匹，扯作十餘段，每段四五尺，五更時，於百草頭上，荷葉稻苗上尤佳，先用細竹一根，掠去草上蛛網，乃用青布，繫長竹

上，如旗樣，展取草露水，絞在桶中，展濕即絞，視青布色淡，則另換新布，陽光一見即不展。

所取露水，用磁（瓷）罐洗淨盛貯，澄數日自清，晚間用男（人）乳一酒杯，約一兩半，白蜂蜜一酒盞，人參湯一酒杯，多少同乳，人參須上等四五分不拘，總入一宮碗內，將露水一飯碗，攪入宮碗，共得七八分，和勻，以綿紙封口，用碟蓋好。

次日五更，燒開水兩大碗，將宮碗內露，隔湯整熱，睡醒時，緩緩溫服之。蘭所以殺蟲，露去諸經之火，參補氣，乳補血，蜜潤肺，治一切虛損勞證，奇效。

辛稼軒初自北方還朝，官建康，忽得痛疝之疾，重墜大如杯，有道人教以取薏珠，即薏苡仁，用東方壁土，炒黃色，然後水煮爛，入砂盆內，研成膏，用無灰酒調下二錢，即消。沙隨先生，晚年亦得此疾，稼軒親授此方，服之亦消。然城郭人患不能得薏珠，只於生藥鋪買薏苡仁，亦佳。

治腎虛腰痛方

用杜仲酒浸透炙乾，無灰酒調下。

又記治食生冷心脾痛方

用陳茱萸五六十粒，水一大盞，煎取汁去滓，人平胃散三錢，再煎熱服。

又沙隨嘗患淋

日食白東瓜三大甌，而癒。

治喉閉方

用梧桐子一二十粒，研細，少加醋，服下痰去自癒。

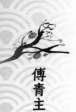

又用帳帶散，惟白礬一味，或不盡驗。南浦有老醫，教以用鴨嘴、膽礬，研細，以釅醋調灌。有鈴下一老兵妻，患此垂殆，如法用之，藥甫下嚥，即大吐，去膠痰數升，立瘥。

又治眼障，用熊膽少許，以淨水略調，盡去筋膜塵土，用冰腦一二片，癢則加生薑粉些少，時以銀筋點之，奇驗。赤眼亦可用。

急治時行瘟症方

藿香二錢　紫蘇錢五分　蒼朮錢二分　赤苓三錢　白芷一錢　陳皮錢五分　川朴一錢（薑製）　烏梅四個（打碎）檳榔一錢　半夏錢五分（薑製）　桔梗一錢

引加生薑三片 大棗三枚，水三杯，煎成一杯，溫服。

痰火神丸方

大黃五兩（酒蒸極黑）陳皮一兩（去盡白）　白朮二兩（土炒）　前胡二兩　枳實二兩（麩炒）　山楂二兩　生甘草四錢　大半夏二兩　花粉二兩（土炒）

製半夏法：生薑自然汁泡之，三次用薑三兩，取汁，滾水半碗入半夏內，一次泡七天，取出焙乾，共為細末，老米煮粥搗爛為丸。

傅青主醫學全書

主　　編｜張存悌

責任編輯｜壽亞荷

發 行 人｜蔡森明

出 版 者｜大展出版社有限公司

社　　址｜台北市北投區（石牌）致遠一路 2 段 12 巷 1 號

電　　話｜(02)28236031・28236033・28233123

傳　　真｜(02)28272069

郵政劃撥｜01669551

網　　址｜www.dah-jaan.com.tw

電子郵件｜service@dah-jaan.com.tw

登 記 證｜局版臺業字第 2171 號

承 印 者｜傳興印刷有限公司

裝　　訂｜佳昇興業有限公司

排 版 者｜菩薩蠻數位文化有限公司

授 權 者｜遼寧科學技術出版社

初版 1 刷｜2015 年 7 月

初版 2 刷｜2023 年 11 月

定　　價｜360 元

國家圖書館出版品預行編目 (CIP) 資料

傅青主醫學全書/張存悌 主編
—初版—臺北市，大展出版社有限公司，2015.07
　　　　面；21 公分—(中醫保健站；66)
ISBN 978-986-346-074-9 (平裝)
1.CST: 中醫治療法　　2.CST: 中藥方劑學
413.2　　　　　　　　　　　　　　　104007764